D. GAUDICHARD

DOCTEUR EN PHARMACIE

Les extraits

dermiques

BORDEAUX

IMPRIMERIE Y. CADORET

17, RUE POQUELIN-MOLIÈRE

1906

FACULTÉ DE MÉDECINE ET DE PHARMACIE DE BORDEAUX

ANNÉE 1905-1906

LES

EXTRAITS DERMIQUES

Préparation et formes pharmaceutiques appliquées à l'Opothérapie cutanée.

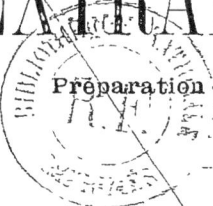

123979

THÈSE

POUR LE

DOCTORAT DE L'UNIVERSITÉ DE BORDEAUX

Mention PHARMACIE

présentée et soutenue publiquement le 9 Juillet 1906

PAR

Edmond-Alfred-Charles GAUDICHARD

Né à Châtellerault (Vienne), le 23 novembre 1879.

Examinateurs de la Thèse	MM. DE NABIAS,	professeur....	*Président.*
	DUPOUY,	professeur....	*Juges*
	BEILLE,	agrégé........	
	GAUTRELET,	agrégé........	

BORDEAUX
IMPRIMERIE Y. CADORET
17, RUE POQUELIN-MOLIÈRE, 17

1906

A la mémoire de mon Grand-Père,

Monsieur Karolus HIRTZLIN

Ancien Lancier de la Garde,
Chevalier de la Légion d'honneur.

_____

A MA BONNE GRAND'MÈRE

Depuis ma naissance, tu fus la meilleure. Tes pré-
occupations, tes sollicitudes, ta bonté dépassent toute
conception. Aujourd'hui le petit-fils que tu as soigné
si longtemps, sur lequel tu as veillé sans relâche, est
heureux de pouvoir te redire qu'il n'est rien de bon
comme le cœur d'une grand'mère.

_____

A MON PÈRE ET A MA MÈRE

Votre vie toute de dévouement et de sacrifices a
toujours été orientée vers mon bonheur. Est-il besoin
de vous affirmer que votre fils pour qui vous avez été
si bons et si doux, que vous avez tant choyé, tant gâté,
vous aime par dessus tout et qu'il vous sera éternelle-
ment reconnaissant de tout ce que vous avez fait pour
lui ?

_____

A MA BONNE TANTE GAUDICHARD

Tu n'as jamais cessé, toi aussi, de m'entourer de
tendresses. Avec celui que nous pleurons aujourd'hui,
tu as guidé mes premiers pas ; tu fus une seconde
mère pour moi. Dans le malheur qui nous frappe, je
ne te dirai jamais trop quelle affection ressent ton
neveu pour sa chère marraine.

A MES COUSINS BESSEREAU

Pourquoi j'ai tenu à vous réserver une part dans
mes témoignages d'affection et de reconnaissance,
vous ne l'ignorez pas ! Les actes de ma vie seraient
incomplets, il me semble, si je n'y associais chacun
de vous.

Au Camarade Marcel DOUARD

Avocat.

Compatriotes, nous avons grandi ensemble, et de
tous ceux de la promotion nous sommes les seuls qui
ne se soient presque jamais quittés. Notre amitié,
vieille comme nous-mêmes, est trop connue de tous
pour oser en affirmer ici l'existence. L'infortune et les
beaux jours ont été partagés ensemble; rien encore
aujourd'hui ne viendra ternir notre enviable camara-
derie.

A Mon ami le Docteur HOULLIER

Médecin Sanitaire maritime.

Puis-je ne pas me souvenir? Châtellerault... le Col-
lège. Poitiers... l'Hôtel-Dieu, Bordeaux... toutes joies
de ma vie, heures déjà lointaines d'affection sincère
et dévouée que nous connûmes tous les deux, j'aime
à me les rappeler et à les revivre en moi-même ! Mar-
quées du sceau indestructible de l'amitié vraie, il n'y
aura rien d'assez puissant pour les amoindrir.

A Marcel KOTNISKY

Depuis notre rencontre à Poitiers, à l'époque où
nous poursuivions les mêmes études, nous nous sommes liés d'une amitié vraiment fraternelle. Les circonstances nous ont brusquement éloignés l'un de l'autre
sans desserrer davantage les liens de bonne camarade-
rie qui nous unissaient.

A Monsieur DUCRET

Professeur de Piano.

> Grâce à vous, mon cher Maître, j'ai connu bien des fois l'agrément et éloigné bien souvent la mélancolie et la tristesse. Que n'ai-je donc toujours écouté vos conseils ? Malgré tout, le temps n'a rien changé, et l'élève indiscipliné d'hier n'est pas oublieux, puisqu'il vous conserve encore aujourd'hui sa bonne et franche affection.

A Monsieur le Docteur DELAUNAY

*Directeur de l'Ecole de Médecine de Poitiers,
Officier de l'Instruction publique.*

A Monsieur le Docteur FAIVRE

*Professeur à l'Université de Poitiers,
Médecin consultant aux Eaux de Luchon.*

A MES PROFESSEURS DE POITIERS

A MES MAITRES DE BORDEAUX

A mon Président de Thèse,

MONSIEUR LE DOCTEUR B. DE NABIAS

Professeur de Matière médicale à la Faculté de Médecine et de Pharmacie
de Bordeaux,
Doyen honoraire,
Chevalier de la Légion d'honneur.

CHER MAITRE,

J'ai encore présentes à la mémoire et pour longtemps
les causeries si agréables et si affectueuses que nous
avions ensemble dans votre cabinet. Ce souvenir
d'affection qui m'est cher, je vous demande de me le
garder longtemps, en vous priant de rester pour votre
élève, toujours et en toutes choses, son guide pour
l'avenir.

AVANT-PROPOS

Avant de faire l'exposé de ce modeste travail, il nous incombe de remplir un devoir des plus agréables en rendant publiquement un hommage de sincère reconnaissance à tous ceux qui pendant le cours de nos études se sont intéressés à nous, à tous ceux qui nous ont guidé de leurs conseils, à ceux qui nous ont accordé leurs encouragements.

Au début de notre stage nous avons trouvé en M. Caillaud, et pendant les trois années passées dans son officine, un ami, un camarade affable et bon.

Notre validation de stage passée, nous cherchâmes, par un sentiment de famille bien naturel, l'école la plus proche de notre ville natale pour y accomplir notre scolarité. Poitiers, qui nous avait déjà sacré bachelier, se trouvait tout indiqué.

C'est à cette vieille et bonne Ecole, que deux années durant, nous puisâmes les sains enseignements de ceux qui guidèrent nos premiers pas avec patience et dévouement et nous enseignèrent les premiers principes de la pharmacie.

Nous n'oublierons jamais les cours si intéressants et si pratiques de celui pour lequel toutes les générations d'étudiants qui se sont succédé, ont eu, si justement, la plus grande vénération : bon parmi les bons, et pour tous, j'ai nommé M. Poirault.

M. Jouteau et M. Sauvage, en bien des occasions, furent pour nous des maîtres affectueux qui ne nous ont jamais refusé leur appui et leur sympathie.

M. Léger a bien voulu nous initier aux travaux de son laboratoire, en élève et en ami ensuite ; c'est à lui que nous devons nos premières connaissances en bactériologie. Nous espérons qu'il nous conservera pendant longtemps encore sa bonne et franche amitié.

M. Rouchy, qui nous apprit la Matière médicale, nous offrit son concours le plus large, en maintes circonstances, et depuis notre sortie de l'école, il n'a jamais cessé de nous témoigner un très grand attachement. Nous lui en sommes profondément reconnaissant.

Nous voulons donc profiter de cette circonstance pour assurer nos premiers maîtres de notre affectueuse gratitude et de notre souvenir le meilleur.

La troisième année, après bien des hésitations, il fallut nous quitter.

Un peu timide, un peu isolé dans la grande cité bordelaise pendant les premiers temps, nous arrivâmes rapidement à nous plaire et à aimer la Faculté et ses professeurs.

Nous suivîmes avec intérêt les cours de MM. les professeurs Blarez, Denigès, Benech, Barthe, Sigalas, de Nabias, Beille, Dupouy, Carles et complétâmes nos connaissances en chimie organique, en chimie biologique, en chimie minérale, en toxicologie, en physique pharmaceutique, en zoologie, en pharmacie, en minéralogie et hydrologie.

En dehors de leurs chaires, nous avons trouvé en ces maîtres éminents des guides éclairés et bienveillants qui nous accueillirent toujours avec la plus grande affabilité, lorsque nous avons eu, non pas quelquefois, mais souvent, besoin de leurs conseils.

Aussi, devant l'hospitalité si grande, si franche et si agréable que nous avait offerte la Faculté de Bordeaux, nous n'hésitâmes pas un seul instant, le lendemain même de notre troisième probatoire, à prendre notre première inscription pour le doctorat en pharmacie.

A ceux qui nous ont parfois fait le reproche d'avoir accompli une année d'études supplémentaire, de n'avoir pas cherché à utiliser notre diplôme plus tôt, d'avoir trop laissé de côté la partie commerciale, nous répondrons que nous ne regrettons nullement d'avoir sacrifié encore quelques mois avant d'entreprendre la course à l'officine, et que le plaisir qu'on a à augmenter ses connaissances, à vivre quelque temps encore au contact d'hommes éminents, à essayer de rendre honorable une profession jadis honorée, est une satisfaction qui n'a pas de prix.

L'idée de ce travail sur l'opothérapie nous avait été suggérée par M. Beille, dans un de ses cours de zoologie. La lecture d'un rapport au septième Congrès de médecine nous apprit ensuite que rien encore n'avait été publié sur la question de l'opothérapie cutanée.

M. le professeur de Nabias, à qui nous fîmes part de nos intentions, nous engagea vivement à poursuivre nos recherches dans cette voie, en nous ouvrant toutes grandes les portes de son laboratoire.

C'est là que pendant quelques mois, sous la direction et sur les conseils de ce maître distingué, nous préparâmes et expérimentâmes les produits dermiques, en essayant de rester le plus possible dans le cercle pharmacologique.

Nous n'avons pas la prétention d'avoir fait un travail absolument complet, mais nos juges savent que ce ne sont pas des mois mais des années qu'il faudrait pour approfondir de pareilles questions.

Nous-même y avons gagné de nous familiariser avec une méthode thérapeutique nouvelle appelée à donner, pensons-nous, les plus heureux résultats quand elle sera mieux connue.

Le seul et bien modeste mérite auquel nous puissions prétendre c'est d'avoir obtenu et présenté des formes pharmaceutiques s'appliquant à l'opothérapie cutanée.

Nous serions inexcusable de ne pas profiter de la circonstance qui nous est offerte pour remercier tous ceux qui dans une mesure ont contribué à facilité notre tâche.

J'adresse tout d'abord mes remerciements les plus sincères à un modeste entre tous, à M. H. Chaussé qui, par sa patience, son extrême obligeance, sa compétence en pareille matière, m'a accordé un concours précieux et dévoué, que je n'oublierai de longtemps. Les circonstances, le hasard, qui fait quelquefois bien les choses, ont voulu que nous nous rencontrions ; j'ose espérer que notre amitié, quoique née d'hier, est désormais solidement établie.

Nous ne saurions oublier que c'est à M. le docteur Tourrou que nous devons nos connaissances analytiques. Sa patience remarquable, son enseignement, ce geste si accueillant firent de nous, comme de tant d'autres camarades, des assidus du laboratoire qu'il dirige avec tant de science et d'exquise attention pour les étudiants. Toute notre amitié lui est acquise, comme à son préparateur, Ch. Cazanova, chimiste distingué autant que camarade dévoué et affectueux.

A M. le docteur Delaunay, directeur de l'école de Poitiers, qui tant de fois nous témoigna un si vif intérêt, nous dirons combien nous sommes reconnaissant de l'amitié, du concours précieux et des savants entretiens dont il nous a si largement gratifié. Nous espérons que, nous étant fixé dans le Poitou, cette proximité nous permettra de nous entretenir avec fruit encore bien longtemps en sa docte compagnie.

Point n'est besoin de dire à M. le docteur Faivre combien nous sommes honoré et touché qu'il ait bien voulu s'intéresser à nous. Bien souvent, il nous a guidé dans nos recherches et nous a permis de les mener à bonne fin.

Nous n'oublierons point de parler de nos camarades, les internes de l'Hôtel-Dieu, les docteurs Houllier, Poingt, Artault et de Cumont, qui, pendant une année, nous accueillirent de si grand cœur. Cette année d'études, en leur compagnie, est une des meilleures de notre vie d'étudiant.

M. le professeur Sigalas, assesseur du doyen, nous a toujours réservé l'accueil le plus affectueux et le plus paternel.

A M. de Nabias — si sympathique à tous les étudiants — à notre président de thèse, à ce maître dont nous sommes fier d'être l'élève, nous ne savons comment prouver nos sentiments affectueux. Qu'il nous soit permis de lui exprimer ici toute notre gratitude, que notre respect pour le maître et notre vive sympathie pour l'ami, soient pour lui l'assurance de notre sincère et très profonde reconnaissance. Nous ne lui dirons jamais assez combien nous sommes touché du très grand honneur qu'il nous fait en acceptant la présidence de notre thèse inaugurale.

AVANT-PROPOS

Avant de faire l'exposé de ce modeste travail, il nous incombe de remplir un devoir des plus agréables en rendant publiquement un hommage de sincère reconnaissance à tous ceux qui pendant le cours de nos études se sont intéressés à nous, à tous ceux qui nous ont guidé de leurs conseils, à ceux qui nous ont accordé leurs encouragements.

Au début de notre stage nous avons trouvé en M. Caillaud, et pendant les trois années passées dans son officine, un ami, un camarade affable et bon.

Notre validation de stage passée, nous cherchâmes, par un sentiment de famille bien naturel, l'école la plus proche de notre ville natale pour y accomplir notre scolarité. Poitiers, qui nous avait déjà sacré bachelier, se trouvait tout indiqué.

C'est à cette vieille et bonne Ecole, que deux années durant, nous puisâmes les sains enseignements de ceux qui guidèrent nos premiers pas avec patience et dévouement et nous enseignèrent les premiers principes de la pharmacie.

Nous n'oublierons jamais les cours si intéressants et si pratiques de celui pour lequel toutes les générations d'étudiants qui se sont succédé, ont eu, si justement, la plus grande vénération : bon parmi les bons, et pour tous, j'ai nommé M. Poirault.

M. Jouteau et M. Saùvage, en bien des occasions, furent pour nous des maîtres affectueux qui ne nous ont jamais refusé leur appui et leur sympathie.

M. Léger a bien voulu nous initier aux travaux de son laboratoire, en élève et en ami ensuite; c'est à lui que nous devons nos premières connaissances en bactériologie. Nous espérons qu'il nous conservera pendant longtemps encore sa bonne et franche amitié.

M. Rouchy, qui nous apprit la Matière médicale, nous offrit son concours le plus large, en maintes circonstances, et depuis notre sortie de l'école, il n'a jamais cessé de nous témoigner un très grand attachement. Nous lui en sommes profondément reconnaissant.

Nous voulons donc profiter de cette circonstance pour assurer nos premiers maîtres de notre affectueuse gratitude et de notre souvenir le meilleur.

La troisième année, après bien des hésitations, il fallut nous quitter.

Un peu timide, un peu isolé dans la grande cité bordelaise pendant les premiers temps, nous arrivâmes rapidement à nous plaire et à aimer la Faculté et ses professeurs.

Nous suivîmes avec intérêt les cours de MM. les professeurs Blarez, Denigès, Benech, Barthe, Sigalas, de Nabias, Beille, Dupouy, Carles et complétâmes nos connaissances en chimie organique, en chimie biologique, en chimie minérale, en toxicologie, en physique pharmaceutique, en zoologie, en pharmacie, en minéralogie et hydrologie.

En dehors de leurs chaires, nous avons trouvé en ces maîtres éminents des guides éclairés et bienveillants qui nous accueillirent toujours avec la plus grande affabilité, lorsque nous avons eu, non pas quelquefois, mais souvent, besoin de leurs conseils.

Aussi, devant l'hospitalité si grande, si franche et si agréable que nous avait offerte la Faculté de Bordeaux, nous n'hésitâmes pas un seul instant, le lendemain même de notre troisième probatoire, à prendre notre première inscription pour le doctorat en pharmacie.

A ceux qui nous ont parfois fait le reproche d'avoir accompli une année d'études supplémentaire, de n'avoir pas cherché à utiliser notre diplôme plus tôt, d'avoir trop laissé de côté la partie commerciale, nous répondrons que nous ne regrettons nullement d'avoir sacrifié encore quelques mois avant d'entreprendre la course à l'officine, et que le plaisir qu'on a à augmenter ses connaissances, à vivre quelque temps encore au contact d'hommes éminents, à essayer de rendre honorable une profession jadis honorée, est une satisfaction qui n'a pas de prix.

L'idée de ce travail sur l'opothérapie nous avait été suggérée par M. Beille, dans un de ses cours de zoologie. La lecture d'un rapport au septième Congrès de médecine nous apprit ensuite que rien encore n'avait été publié sur la question de l'opothérapie cutanée.

M. le professeur de Nabias, à qui nous fîmes part de nos intentions, nous engagea vivement à poursuivre nos recherches dans cette voie, en nous ouvrant toutes grandes les portes de son laboratoire.

C'est là que pendant quelques mois, sous la direction et sur les conseils de ce maître distingué, nous préparâmes et expérimentâmes les produits dermiques, en essayant de rester le plus possible dans le cercle pharmacologique.

Nous n'avons pas la prétention d'avoir fait un travail absolument complet, mais nos juges savent que ce ne sont pas des mois mais des années qu'il faudrait pour approfondir de pareilles questions.

Nous-même y avons gagné de nous familiariser avec une méthode thérapeutique nouvelle appelée à donner, pensons-nous, les plus heureux résultats quand elle sera mieux connue.

Le seul et bien modeste mérite auquel nous puissions prétendre c'est d'avoir obtenu et présenté des formes pharmaceutiques s'appliquant à l'opothérapie cutanée.

Nous serions inexcusable de ne pas profiter de la circonstance qui nous est offerte pour remercier tous ceux qui dans une mesure ont contribué à facilité notre tâche.

J'adresse tout d'abord mes remerciements les plus sincères à un modeste entre tous, à M. H. Chaussé qui, par sa patience, son extrême obligeance, sa compétence en pareille matière, m'a accordé un concours précieux et dévoué, que je n'oublierai de longtemps. Les circonstances, le hasard, qui fait quelquefois bien les choses, ont voulu que nous nous rencontrions ; j'ose espérer que notre amitié, quoique née d'hier, est désormais solidement établie.

Nous ne saurions oublier que c'est à M. le docteur Tourrou que nous devons nos connaissances analytiques. Sa patience remarquable, son enseignement, ce geste si accueillant firent de nous, comme de tant d'autres camarades, des assidus du laboratoire qu'il dirige avec tant de science et d'exquise attention pour les étudiants. Toute notre amitié lui est acquise, comme à son préparateur, Ch. Cazanova, chimiste distingué autant que camarade dévoué et affectueux.

A M. le docteur Delaunay, directeur de l'école de Poitiers, qui tant de fois nous témoigna un si vif intérêt, nous dirons combien nous sommes reconnaissant de l'amitié, du concours précieux et des savants entretiens dont il nous a si largement gratifié. Nous espérons que, nous étant fixé dans le Poitou, cette proximité nous permettra de nous entretenir avec fruit encore bien longtemps en sa docte compagnie.

Point n'est besoin de dire à M. le docteur Faivre combien nous sommes honoré et touché qu'il ait bien voulu s'intéresser à nous. Bien souvent, il nous a guidé dans nos recherches et nous a permis de les mener à bonne fin.

Nous n'oublierons point de parler de nos camarades, les internes de l'Hôtel-Dieu, les docteurs Houllier, Poingt, Artault et de Cumont, qui, pendant une année, nous accueillirent de si grand cœur. Cette année d'études, en leur compagnie, est une des meilleures de notre vie d'étudiant.

M. le professeur Sigalas, assesseur du doyen, nous a toujours réservé l'accueil le plus affectueux et le plus paternel.

A M. de Nabias — si sympathique à tous les étudiants — à notre président de thèse, à ce maître dont nous sommes fier d'être l'élève, nous ne savons comment prouver nos sentiments affectueux. Qu'il nous soit permis de lui exprimer ici toute notre gratitude, que notre respect pour le maître et notre vive sympathie pour l'ami, soient pour lui l'assurance de notre sincère et très profonde reconnaissance. Nous ne lui dirons jamais assez combien nous sommes touché du très grand honneur qu'il nous fait en acceptant la présidence de notre thèse inaugurale.

LES

EXTRAITS DERMIQUES

Préparations et formes pharmaceutiques appliquées à l'Opothérapie cutanée

---

INTRODUCTION

> « Les glandes ont des sécrétions
> » internes et fournissent au sang
> » des principes utiles ».
>
> BROWN-SÉQUARD.

L'organothérapie est cette partie spéciale de la thérapeutique qui, dans le but de suppléer aux *insuffisances organiques,* puise ses éléments médicamenteux dans les glandes à sécrétion interne.

Ces glandes ont été divisées en deux grandes catégories : les glandes anti-toxiques et les glandes vivifiantes (1).

Les glandes anti-toxiques sont celles dont la sécrétion interne est destinée à neutraliser ou peut-être à transformer en substance inoffensive, même en substance utile, les éléments toxiques qui circulent dans l'organisme.

Si la sécrétion d'une de ces glandes vient à tarir ou même

---

(1) Cf. A. Combe, *Revue médicale de la Suisse romande,* 1896.

Gaudichard   2 à diminuer, il en résulte une intoxication dont les symptômes varient d'après la glande atteinte.

Les glandes vivifiantes sont celles dont la sécrétion interne fournit à un organe ou à l'organisme tout entier une substance importante, peut-être même indispensable à son fonctionnement normal, si bien que si leur sécrétion diminue, ou même tarit, il en résulte une diminution du fonctionnement normal de l'organisme et à la longue une déchéance que l'on désigne sous le nom de cachexie.

L'organothérapie se propose, lorsque l'une de ces glandes est devenue insuffisante, de prendre dans le corps d'un animal sain la glande analogue et d'en incorporer le principe actif dans l'économie de l'homme malade.

Brown-Séquard disait : les manifestations morbides qui dépendent chez l'homme de la sécrétion interne d'un organe doivent être combattues par les injections d'extraits liquides retirés de cet organe pris chez un animal en bonne santé.

Et M. le professeur Landouzy (1) : « Rien d'étonnant à ce que les activités dynamogénisantes dont nous avons besoin, nous allions les demander au protoplasma cellulaire de l'homme, d'un animal, aussi bien qu'au protoplasma d'une plante ou d'un bacille ».

La biologie découvrant les sécrétions internes a reconnu à toutes nos cellules, aussi bien aux cellules des glandes qu'aux cellules des viscères, des activités et des réactions morbides. Ce sont ces activités et ces réactions que la thérapeutique s'ingénie à appliquer à la curation de maints états morbides.

Toutes les glandes ou à peu près avaient été essayées. La peau, malgré sa richesse glandulaire, n'avait point attiré l'attention lorsque MM. les Drs Delaunay et Faivre eurent l'idée d'en tenter l'essai. La peau, dit le Dr Faivre (2), proche parent du rein, pouvant être considérée à juste titre comme une vaste glande à sécrétion interne dans le but, soit de préciser sa nouvelle

(1) *Traité de thérapeutique*, p. 113.
(2) Faivre, Communication au 7e Congrès français de médecine. Paris, Masson.

fonction, soit de fournir aux différentes couches qui la composent l'apport d'éléments propres à renforcer leur défense contre l'invasion morbide, il devait logiquement venir à l'esprit d'employer l'opothérapie cutanée.

Mais, fallait-il encore, comme pour les autres organes, lui donner une forme médicamenteuse. C'est précisément cette partie de l'opothérapie cutanée qui fait l'objet de notre présent travail.

I

Historique de l'opothérapie cutanée.

« *Nihil innovatur, nisi quod traditum est* ».
Toute découverte a des attaches dans le passé.

L'emploi d'organes animaux n'était pas ignoré des anciens. Dès l'origine on trouve des traces de cette médication. Pour expliquer ces emplois et justifier l'opothérapie, ils s'appuyaient sur la loi de l'analogie et de la sympathie des organes, formulée par Jérôme Cardan (1) et posaient ce grand principe que « l'entretien et le rétablissement d'un organe se font par l'organe semblable ». A un poumon malade, on donnera un poumon sain ; à un foie, à une vessie malades, les mêmes organes sains. En plus des organes animaux, on les voit même s'adresser aux organes de l'homme.

Pline l'Ancien nous dit : « Plus d'un Grec, jadis, était capable de caractériser le goût de chaque membre, de chaque viscère et même des rognures de l'ongle ».

Théophraste, plus connu sous le nom de Tyrtanus le philosophe (325 avant J.-C.), passait pour une divinité en l'art de guérir. On le voit recommander contre les rougeurs et contre l'épilepsie de manger la *peau* d'un certain lézard.

Celse (Augustus Celenius), célèbre médecin au temps d'Auguste et de Tibère, dit que, pour éviter les maux de gorge, il suffit de manger, bien cuite, la peau d'un petit d'hirondelle.

Avec Albucas, au temps des Arabes, on trouve qu'on doit nourrir et fortifier le cerveau de l'homme avec des cervelles

---

(1) Barrier, Thèse, Paris, 1903.

de coq, le poumon avec des poumons de renard, les reins avec les rognons du cerf, et par déduction la peau par la peau d'un animal. Il ajoutait qu'il fallait dessécher les substances pour les pulvériser sans aller jusqu'à la dessiccation complète qui leur aurait enlevé leur totale humidité dans laquelle réside la vertu *radicale* et *naïve*.

Avicenne indique les tétines de brebis et de chèvres non débarrassées de leur peau et cuites dans leur lait comme galactagogues.

Au moyen âge, vers 1651, paraît l'*Enrichid* ou *Manipul des Miropoles,* due à Dusseau : « La chair, la moelle, la graisse, la peau, les os et les autres membres, tant *internes* qu'*externes* » sont bons pour lui. Simon de Valambert, à la même époque, reprend les doctrines d'Avicenne.

Joseph du Chesne, seigneur de la Violette, autrement dit Quercetanus, dans sa *Pharmacopée des Dogmatiques réformés,* recommande les *petites peaux* qu'on trouve dans l'estomac des poules, dont on prépare un extrait : « *Prenez la peau, l'ayant coupée par morceaux, jetez-la dans une phiole en verre, de telle façon qu'elle en soit à demi-pleine, puis y adjoustez cannelle grossièrement conquassiez une once, girofle demi-once, safran deux gros, vin blanc de Canarie ou de Malvoisie demy-setier de Paris, pour seulement humecter la matière, le vase bien clos soit posé dans un chaudron plein d'eau ou dans un bain-marie si chaud qu'il bouille et ce durant vingt-quatre heures, tant que les dites peaux soient cuites et réduites en parcelles fort menues restant à foison du bouillon et exactement cuit et de bonne foi et de bonne odeur : duquel le malade prendra quatre onces le matin continuant par quatre ou cinq jours quand ces mois doivent couler* ».

Van Helmont, médecin célèbre de Flandre, recommandait pour guérison de tous les maux de prendre des ceintures faites de *peaux* de crapauds ou de serpents.

Au xviie siècle, l'engouement pour les préparations animales devient extrême.

L'abbé Rousseau, capucin et médecin du roi écrit : « *Oh! la belle et divine harmonie⸱ qui se trouve entre les parties par laquelle un membre est propre à soulager le même membre et les mêmes parties, prouve combien il est évident et certain qu'on peut tirer de très grands remèdes du corps humain, les choses semblables étant conservées par leurs semblables ».* Il ajoute : « *Si, véritablement, certaines parties de brutes soulagent et guérissent les mêmes parties du corps de l'homme, par exemple, la cervelle de lièvre est bonne aux maux de tête, ainsi que le poumon du renard aux phtisiques, le foie du loup aux épathiques, etc... et par cela même la peau doit avoir des propriétés identiques ».*

Au point de vue externe, les peaux encore toutes chaudes des grands quadrupèdes récemment tués, tels que le bœuf, le mouton, etc..., étaient fort en usage pour envelopper les malades surtout dans les cas de chutes, de fractures, de contusions. Louis en a fait le sujet d'une curieuse dissertation latine.

Au point de vue interne, disons encore que la peau de l'anguille servait à faire un mucilage renommé contre les hernies et les tumeurs.

La première peau des pieds de l'oie passait pour astringente et pour propre, à la dose d'un demi-gros réduite en poussière, à arrêter les flux immodérés. On connaît la peau de Goulard et les peaux divines.

La cendre de la peau de vipère guérissait la pelade, si on en frottait souvent le malade. Elle était employée aussi dans *l'orvietanus vulgare.*

La peau, dit Moïse Charras, est fort propre à l'accouchement des femmes en leur faisant porter une ceinture à la cuisse droite. Elle guérit parfaitement la gale et la rougeur des chiens en la leur faisant manger cuite ou crue.

Dans le grand *Traité de matière médicale* de Geoffroy traduit du latin en français par Baquier et continué par Armand de Nobleville, ne trouve-t-on pas : « *Les humeurs d'un animal peuvent suppléer au défaut de sécrétions qui ne se font pas dans celui pour lequel nous empruntons des secours étrangers »* ? Le même auteur rapporte l'usage de la peau de porc pour faciliter la sor-

tie des dents des enfants et conseille aux nourrices de leur frot-
ter les gencives avec une couenne de lard.

Et encore de nos jours, dans certaines régions de la France,
on retrouve des traces de cette opothérapie. Dans les pays de
pêche et d'élevage de la grenouille, les peaux de ces animaux
ne sont point jetées au rebut, elles sont conservées précieuse-
ment et servent à l'engraissement des canards. Cette propriéte
de la peau était bien connue, puisque Mme de Sévigné écrivait
à Mme de Grignan : « *La peau de la vipère, loin d'échauffer et de
dessécher, rafraîchit et engraisse* » (1).

A Aigrefeuille, dit M. le professeur Viaud (2) (de Nantes),
quand vient mars, saison des amours des serpents, on irrite les
vipères et on les tue ; elles sont ensuite dépouillées de leur peau
que l'on met deux jours à macérer dans du vinaigre très fort,
on les suspend à une poutre à l'aide d'une ficelle et elles sont
ensuite séchées et pulvérisées. Les paysans mangent cette
poudre sur du pain avec du beurre comme sudorifique.

Si la peau des animaux n'a pas encore été employée pour
traiter les affections cutanées, l'emploi de la thérapeutique
organothérapique a été tentée au moyen d'extraits thyroïdiens.

Les modifications, dit Flourens (3), produites par les traite-
ments thyroïdiens sur la peau des myxœdémateux qui, de sèche
et squameuse qu'elle était, redevient souple et lisse, devaient
nécessairement amener les dermatologistes à employer la thy-
roïdine dans les affections cutanées. Phinéas Abraham, dans
les dermatoses, Menzies, dans des cas d'ulcères serpigineux, et
surtout Byron Brounwell, vantent les bienfaits de cette médication. Le Dr Frémy (de Nice), le Dr Lusor (de Saint-Maurice),
ont traité avec succès, à l'aide d'extraits testiculaires, plusieurs
lépreux qui avaient été soumis sans succès à différents traite-
ments par plusieurs célébrités médicales.

(1) Cabanès, *Remèdes secrets et d'autrefois,* 1903.
(2) *Id.*
(3) A. Flourens, *Etude sur la médication thyroïdienne.* Bordeaux, 1896.

Si donc les maladies cutanées peuvent être traitées par des extraits de glandes animales, il devait nécessairement venir à l'esprit de simplifier les choses et de faire administrer des glandes cutanées saines à un sujet dont les glandes cutanées étaient insuffisantes.

La fonction d'un tissu vivant, altéré ou supprimé, peut être rétablie, en partie ou en totalité, par l'introduction, dans l'organisme, de la substance du tissu semblable provenant d'un animal sain.

Cette méthode, déjà fort ancienne, comme on a pu le voir, était complètement tombée dans l'oubli lorsqu'elle fut remise en lumière par Brown-Séquard, qui, dès 1865, déclarait que « toutes les glandes, pourvues ou non de conduits excréteurs, donnaient au sang des principes utiles dont l'absence se faisait sentir après leur extirpation ou leur destruction par la maladie ».

Depuis cette époque, poursuivant ses recherches, Brown-Séquard (1) démontra tout le bien que l'on pouvait tirer de cette méthode, en présentant le résultat de ses expériences, au moyen du suc testiculaire dans les maladies où cet organe était atteint. « Un champ immense, disait-il, s'ouvre aux praticiens qui voudront employer des liquides extraits des divers tissus et organes comme moyen thérapeutique ».

Et il ajoutait : « Tous les sucs, glandulaires ou non, donnent quelque chose de spécial au sang et tout acte de nutrition s'accompagne de sécrétion interne ; nous croyons, en conséquence, que *tous les tissus* devront être employés dans des cas spéciaux comme mode de traitement ».

Depuis on a essayé, non sans succès, à peu près tous les organes, glandes et tissus : les testicules, les ovaires, la prostate, les glandes mammaires, les glandes parotidiennes, les capsules surrénales, les reins, le corps thyroïde, le thymus, le foie, la rate, le poumon, les amygdales, le pancréas, la substance céré-

---

(1) Brown-Séquard, Communication sur les liquides organiques, Soc. de biologie, 1er juin 1889.

brale, la substance médullaire, le corps pituitaire, le corps ciliaire, le corps vitré, la moëlle osseuse, le muscle, les ganglions lymphatiques toujours et suivant la méthode séquardienne.

La peau semblait donc avoir été négligée. Pourtant n'est-elle pas, en se conformant au principe directeur de Brown-Séquard, un organe glandulaire ou ensemble de glandes, à rapprocher du rein, par exemple, qu'elle supplée dans ses fonctions éliminatrices?

On voit donc que l'extrait de peau avait sa place au chapitre des extraits d'organes animaux.

C'est au mois de novembre 1903 qu'un physiologiste, M. le Dr Delaunay, et avec lui son collègue dermatologiste, M. le Dr Faivre, songèrent à appliquer la peau d'un animal sain au traitement de plusieurs affections cutanées.

Pour légitimer leurs essais, ils s'appuyaient sur ce que Brown-Séquard et d'Arsonval (1) écrivaient dans le *Journal de pharmacie et de chimie :* « Nous admettons que chaque tissu et plus particulièrement chaque cellule de l'organisme, sécrète pour son propre compte des produits ou des ferments spéciaux qui, versés dans le sang, viennent influencer, par l'intervention de ce liquide, toutes les autres cellules rendues ainsi solidaires les unes des autres par un mécanisme autre que celui du système nerveux ».

Dans une note postérieure aux travaux de MM. Delaunay et Faivre parue dans les *Annales de la Société de dermatologie et de syphiligraphie* à la date du 20 juin 1904, M. le professeur Hallopeau (2) abordait à son tour la question de l'opothérapie cutanée : « L'opothérapie, qui prend une place de plus en plus grande dans le traitement de plusieurs affections organiques, dit-il, n'a pas été jusqu'ici, à notre connaissance, mise en œuvre contre les maladies cutanées, bien que *la peau, par ses innombrables glandes, constitue un organe dont le rôle pathogénique peut être rapproché de celui des reins.*

---

(1) Brown-Séquard et d'Arsonval, *Journal de pharmacie et de chimie*, 1890.
(2) Hallopeau, *Annales de dermatologie*, 1904.

» Dans le but de combler cette lacune, nous avons prié notre excellent collègue et ami Vigier de vouloir bien nous préparer un extrait de substance cutanée, renfermant des glandes.

» La peau utilisée a été celle du porc; les capsules ont été préparées par M. Vigier suivant le procédé qu'il emploie pour tous les autres produits organiques avec les parties profondes du derme. Nous avons fait ingérer ces capsules à trois de nos malades, atteints de dermatite herpétiforme, de psoriasis et de pemphigus ». Et M. Hallopeau ajoute à la fin de sa note : « Nous nous proposons de reprendre ces essais sous une autre forme, celle que M. J. Renaut a si excellemment mise en œuvre pour l'opothérapie rénale ».

En février 1904, M. le professeur Delaunay (1) revint sur le même sujet. A propos d'une communication du professeur Renaut (de Lyon) sur les sucs rénaux, il se demanda, en sa qualité de physiologiste, s'il n'y aurait pas lieu de généraliser un peu l'emploi de cette méthode, et si l'opothérapie rénale ne serait pas indiquée également chez les malades atteints d'insuffisance cutanée .. Il ne faut pas oublier, en effet, que l'appareil sudoral présente au point de vue physiologique une étroite parenté avec le parenchyme rénal; il est certainement rationnel de considérer dans une certaine mesure l'ensemble des glandes sudoripares comme une sorte de rein supplémentaire ».

_____

(1) H. Delaunay, *Presse médicale*, février 1904.

II

La peau considérée comme glande à sécrétion interne.

Comme nous l'avons déjà dit, il n'est pas douteux que la peau, grâce à la sueur, devienne un centre important d'élimination.

Dans son ouvrage : *Recherches anatomiques sur la position des glandes,* Th. de Bordeu dit, à propos des glandes de la peau, « qu'elles peuvent être regardées comme des réservoirs » dans lesquels les sucs croupissent et où ils s'épaississent plus » ou moins, et que ces glandes se défont de leurs sucs par une » mécanique qui a quelques rapports avec l'action des autres » glandes ».

G. Colin (1) a constaté qu'en été la transpiration l'emportait sur la sécrétion urinaire, et qu'en hiver les sécrétions rénale et cutanée s'équivalaient approximativement.

Gorup-Bésanez (2) confirme la corrélation des sécrétions urinaire et cutanée.

M. Hallopeau (3) lui-même, dans l'article que nous citons ci-dessus, ne dit-il pas : « *La peau, par ses innombrables glandes, constitue un organe dont le rôle pathogénique peut être rapproché de celui des reins* » ?

Enfin tout récemment, dans une communication à la Société des sciences médicales de Poitiers, 6 avril 1905, M. le Dr Delaunay s'efforce de démontrer que, tout comme les autres glandes, la peau doit être considérée avant tout comme une glande à

---

(1) G. Colin, *Les glandes de la peau animale,* Soc. biol., 1896.
(2) Gorup-Bésanez, *Archives de physiologie,* 1899.
(3) Hallopeau, *Annales de dermatologie,* 1904.

sécrétion interne. Ce qui permet de légitimer l'opothérapie cutanée (1).

« Il importe, dit-il, de ne pas considérer la peau uniquement
» comme une surface sensible, point de départ de réflexes fort
» importants et fort intéressants, les réflexes cutanés. Certes, ce
» côté de la physiologie du revêtement externe ne doit pas être
» négligé par quiconque veut se rendre un compte exact des
» fonctions de la peau. Les excitations qui partent sans cesse
» du revêtement cutané ont certainement un rôle capital dans
» la régulation de certaines fonctions fondamentales, telles que
» la respiration et la thermogénèse. Seulement on aurait tort,
» comme nous le disions tout à l'heure, de ne faire de la peau
» qu'une membrane sensible. Au revêtement cutané sont
» annexées, en effet, des glandes très nombreuses et très impor-
» tantes, les glandes sudoripares, les glandes sébacées et aussi
» la glande mammaire. On connaît bien et depuis longtemps
» les sécrétions externes de ces organes ; en revanche on ne
» s'est que peu ou point occupé de leur sécrétion endocrine.
» Nous voudrions démontrer que cette dernière sécrétion est
» sinon certaine, au moins extrêmement probable et qu'il y a là
» tout un chapitre de la physiologie cutanée qui ne doit pas
» être laissé dans l'ombre et qui présente autant d'intérêt pour
» le biologiste que pour le médecin. Nombreuses sont, en effet,
» les applications à la dermatologie et à la thérapeutique qui
» doivent en découler forcément.

» Pour établir la probabilité d'une sécrétion cutanée interne,
» on peut invoquer, d'abord, des raisons d'analogie. On sait
» aujourd'hui, depuis les travaux de notre immortel physiolo-
» giste Brown-Séquard, que non seulement les glandes dites
» vasculaires sanguines, comme l'hypophyse, le thymus, les
» glandes surrénales, la glande carotidienne, le corps thyroïde,
» la rate, ont une sécrétion interne, mais qu'il en est de même
» aussi de la plupart des glandes proprement dites. Faut-il
» rappeler les travaux de Lépine et Barral, Lancereaux et Thi-

(1) H. Delaunay, *Poitou médical*, mai 1905.

» roloix, Minkouski et Von-Mering pour le pancréas, ceux de
» Bouin et Ancel pour le testicule, de Mainzer, de Mond et
» Chobrak, de Muret, de Jayle, de Lissac pour l'ovaire, de
» Robert Beli, de Livon pour la parotide, de Brunet, Demons
» et Binaud, Arnozan pour le poumon, de Gilbert et Carnot,
» Dauriac, Combes, Vidal (de Blidah), Roger, Spillmann et
» Demange (de Nancy) pour le foie, les recherches de Brown-
» Séquard, Vivenza, Meyer (de Nancy), Dieulafoy, Teissier et
» Frenkel, de Lignerolles, Gilbert, de Cérenville, celles très
» récentes de Renault (de Lyon) pour le rein? Tout le monde
» reconnaît l'analogie étroite qu'il y a entre l'appareil sudoral
» et l'organe rénal ; on a pu dire avec une grande apparence de
» raison que l'appareil sudoripare représente un rein dissocié.

» Les deux organes sont chargés d'éliminer de l'urée ; la
» sueur, comme l'urine, a une réaction acide, fait qui ne
» s'observe que bien rarement pour les humeurs du corps
» humain. Enfin, les deux liquides ont des propriétés toxiques
» et ont dès lors un rôle excrémentiel bien manifeste. Il est
» inutile de rappeler la toxicité de l'urine ; tout le monde con-
» naît les belles expériences du professeur Bouchard et de ses
» élèves Charrin et Roger sur cette question, expériences qui
» avaient été précédées des recherches de Ségalas, Gaspard,
» Vauquelin et Claude Bernard sur le même point, mais il est
» bon de faire remarquer que la notion de la toxicité de la
» sueur est solidement établie aussi, grâce aux travaux de
» Mavrojanis et Arloing.

» L'analogie se poursuit sur le terrain de la physiologie
» pathologique. Les produits morbifiques s'éliminent par les
» urines dans les maladies : travaux de Bouchard, Charrin et
» Roger, Roux et Yersin, Semmola. C'est la même chose pour
» la sueur : recherches de Mavrojannis et Charrin. Si les micro-
» bes traversent, en cas d'infection, le filtre rénal, comme le
» prouvent les expériences ou observations cliniques d'Enri-
» quez, de Friedlander et Krause et de bien d'autres auteurs, ils
» peuvent se comporter de la même manière vis-à-vis de l'appa-
» reil sudoral.

» En présence de tous ces faits, n'est-il pas permis de raison-
» ner par analogie et de dire : Ce rein et l'appareil sudoral en
» tant que glandes à sécrétion externe semblant avoir des usa-
» ges correspondants, il en est vraisemblablement de même en
» ce qui concerne la fonction endocrine ?

» Voyons maintenant si certains faits positifs, autres que
» ceux qui résultent des analogies de la glande sudorale avec
» l'organe rénal, peuvent être invoqués à l'appui de l'existence
» d'une sécrétion cutanée interne.

» On connaît, depuis longtemps, les troubles physiologiques
» graves et même fréquemment mortels, qui sont consécutifs
» aux brûlures étendues du tégument externe et qui s'observent
» aussi dans certaines dermatoses malignes à forme destructive.
» Ces troubles sont manifestement liés à la suppression plus ou
» moins complète de la fonction cutanée. Quelques auteurs,
» avec M. Mathias Duval, frappés surtout de l'altération du
» rythme respiratoire, ont une tendance à attribuer ces troubles
» à la disparition des excitations nerveuses cutanées, qui stimu-
» lent, en temps normal, les centres nerveux bulbaires et, d'une
» manière toute particulière, les centres respiratoires ; nous
» reconnaissons volontiers que cette explication peut renfermer
» une part appréciable de vérité, mais il faut bien avouer qu'elle
» est manifestement insuffisante pour permettre de compren-
» dre le complexus symptomatique varié qui se présente à l'ob-
» servateur à la suite des brûlures étendues du tégument
» externe. Tout semble indiquer, comme le pensent Vassale et
» Sacchi et aussi d'autres auteurs en nombre respectable, qu'il
» s'agit là d'un véritable empoisonnement résultant de l'action
» sur l'organisme de toxines spéciales. Il est probable que ces
» toxines sont neutralisées à l'état physiologique par la sécré-
» tion cutanée interne, qui, dans cette manière de concevoir les
» choses, aurait avant tout une action antitoxique à exercer.

» Si cette conception est fondée, l'administration d'extrait
» cutané fabriqué en employant des peaux animales se rappro-
» chant histologiquement de la peau humaine doit donner des
» résultats thérapeutiques appréciables dans certaines derma-

» toses, en permettant à l'organisme humain de se procurer
» artificiellement les produits utiles qu'il ne peut plus fabriquer
» lui-même. L'opothérapie cutanée a, en effet, été tentée par
» M. Hallopeau et avec un plein succès par notre collègue le
» professeur Faivre dans certaines dermatoses (Congrès de
» médecine 1904). Nous savons qu'encouragé par les premiers
» résultats obtenus, M. Faivre poursuit ses essais depuis no-
» vembre 1904, avec la collaboration de M. Gaudichard.

» Quant à préciser la nature des produits toxiques qui sont
» neutralisés par la sécrétion cutanée interne, la chose nous
» paraît actuellement assez malaisée; il est probable qu'un au
» moins de ses produits doit agir à la longue sur la moelle
» osseuse pour y amener une production exagérée de cellules
» éosinophiles. On sait, en effet, que ces cellules éosinophiles
» peu nombreuses dans le sang normal (1 à 2 pour 100 globules
» blancs en moyenne) deviennent, au contraire, très abondantes
» dans certaines altérations cutanées, herpès gestationnés et
» maladie de Durhing, dermatoses du type pemphigoïde, etc.
» On sait depuis les travaux de Roger et Josué avec quelle faci-
» lité le tissu myéloïde des os réagit sous l'influence des toxines
» microbiennes; en raison de ce fait nous ne croyons pas qu'il
» y ait de difficultés sérieuses à admettre l'hypothèse formulée
» plus haut et que nous n'avons nullement l'intention de pré-
» senter comme une théorie scientifique certaine. S'il en est
» réellement ainsi, la toxine neutralisée par la sécrétion cutanée
» interne agirait sur la moelle osseuse comme les toxines pro-
» venant de l'organisme des vers parasites. On connaît bien
» aujourd'hui, en effet, l'importance de l'éosinophilie dans
» toutes les affections que les anciens observateurs qualifiaient
» de vermineuses.

» Qu'on nous permette, en terminant, de mentionner une
» curieuse expérience due à Michaelis et qui semble bien
» démontrer l'existence d'une sécrétion interne pour un au
» moins des systèmes glandulaires annexés à la peau.

» Michaelis examine la mamelle d'un cobaye femelle, peu de
» temps après la suppression de la fonction lactée, au moyen
» des procédés histologiques habituels; il voit, à la périphérie

» des conduits galactophores, de nombreuses cellules du groupe
» des éosinophiles. Ne semble-t-il pas qu'ici la suppression
» d'une sécrétion externe, celle du liquide lacté, ait amené la
» production d'une sécrétion interne ayant un chimiotaxisme
» positif à l'égard de certains éléments du sang, les leucocytes
» éosinophiles?

» On pourrait aussi, dans cet ordre d'idées, rappeler les expé-
» riences de Milian (Société de biologie, séances des 25 mai et
» 1er juin 1901). Cet auteur a démontré que l'extrait aqueux de
» peau, préalablement débarrassé du sérum sanguin qui peut
» l'imprégner, a un pouvoir coagulant considérable; comme le
» fait remarquer avec raison M. Milian, cette influence de la
» peau rend compte des variations de coagulabilité du sang au
» cours d'une même hémorrhagie, suivant que ce liquide a été
» dans un contact plus ou moins intime avec le tégument externe.

» Faisons une remarque importante en terminant : quand
» nous voyons des tissus n'ayant aucune affinité avec le tissu
» glandulaire tels que les tissus nerveux et musculaire posséder
» une sorte de sécrétion interne utile à l'organisme (observations
» de Marie, travaux de Richet et d'Héricourt pour le muscle;
» recherches de Wassermann et Takaki, Widal et Nobécourt
» pour le système nerveux), il semble très rationnel d'admettre
» qu'il doit en être de même à plus forte raison pour la peau en
» raison du caractère franchement épithélial de l'épiderme.

» Peut-être y aurait-il lieu d'invoquer aussi la réaction cutanée
» si caractéristique qu'on observe dans une foule d'infections et
» d'empoisonnements ; ces faits rapprocheraient la peau des
» glandes vasculaires sanguines qui, dans les mêmes circons-
» tances, réagissent d'une manière analogue (Travaux de Roger
» et Garnier). Il y a là, semble-t-il quelque chose qui rappelle
» la réaction de défense de l'épiploon (recherches de Simon) et
» du derme intestinal (travaux de Dominici) dans les états infec-
» tieux et qui doit avoir le même caractère, c'est-à-dire consti-
» tuer un procédé de défense de l'organisme à l'égard des
» causes nocives qui agissent sur lui ».

Ce document que nous avons tenu à reproduire intégralement
justifie le travail que nous avons entrepris.

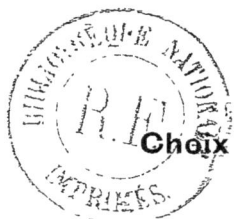

III

Choix de l'animal.

Dans leur mémorable rapport au Congrès de Montpellier, MM. Gilbert et Carnot (1), à propos *du choix* et de la valeur des préparations opothérapiques, s'expriment ainsi :

« En opothérapie, la question de technique est capitale, nous » pensons que là se trouvent les progrès à réaliser pour obtenir » des rendements plus considérables, une activité plus grande » et partant des effets plus nets ».

Il est évident que si parfois des expérimentateurs obtiennent des résultats qui ne sont pas toujours comparables, cela tient à ce que les produits employés ont été préparés de façon différente. D'où la nécessité d'avoir, non pas une bonne préparation, mais une préparation toujours identique.

Le choix de l'animal qui fournit l'organe est de la plus haute importance. Nous devrons tout d'abord nous adresser à un animal *sain* et *exempt de tares*, à un *animal comestible*, à un *omnivore*, à un animal *facile à se procurer*.

Tous les auteurs qui se sont occupés d'organothérapie, ou mieux d'opothérapie pour employer l'expression du professeur Landouzy, se sont adressés aux organes d'animaux de l'espèce bovine, ovine et porcine.

Pourquoi cette préférence ? Parce que dans la série animale, ce ne sont pas seulement les espèces les plus faciles à se procurer (condition qui devrait être la dernière mise en ligne de compte), mais surtout parce que ce sont les espèces les plus

---

(1) Gilbert et Carnot, L'Opothérapie, *OEuvre médico-chirurgicale,* 1898.

Gaudichard   3

réfractaires aux maladies infectieuses, notamment au virus tuberculeux. De plus, les organes, chez ces animaux, acquièrent un très grand développement et sont susceptibles, par ce fait, d'être les plus riches en principes actifs.

Dans le cas qui nous intéresse, quel est l'animal que l'on devra mettre à contribution ?

Disons avant toute chose, qu'expérience faite, les organes des herbivores (mouton, bœuf, cheval) donnent une macération bien moins active, à réaction alcaline, puisque selon Renaut (1) la réaction de la sueur dépend du genre d'alimentation : alcaline chez les herbivores, elle est acide chez les carnivores. Or, les bienfaits des alcalins dans les affections cutanées n'ont jamais été contestés. En ce qui concerne la peau, nous dit encore le docteur Faivre (2), deux facteurs sont à ménager pour obtenir le maximum d'action micro-atténuante ou leucocyto-renforçante, la résistance de la couche cornée et le degré de protection sudorale proportionnelle à son humidité.

Partant de ces données, des animaux habituellement sacrifiés, auquel d'entre eux nous adresserons-nous pour ce genre de médication ?

Le bœuf ?

La brebis ?

Le porc ?

Le cheval ?

La grenouille ?

Le bœuf est l'animal par excellence ; c'est un mammifère facile à sacrifier au moment de son complet développement, facile aussi à se procurer ; par contre, facilement et souvent atteint de maladies infectieuses, de tuberculose, malgré son apparence de santé florissante. De plus, c'est un animal difficile à utiliser pour la préparation des extraits dermiques, à cause de ses poils, de ses glandes fusiliformes qui seraient un sérieux obstacle pour obtenir une préparation parfaite.

---

(1) Renaut, *Bull. acad. méd.*, 1903.
(2) Dr Faivre, VIIIe Congrès franç. de méd., Masson.

La brebis, mammifère encore, éminemment réfractaire au virus tuberculeux, comme l'a démontré M. Strauss (1), mais impossible à utiliser à cause de sa toison abondante.

Le porc, mammifère comestible, peu accessible au bacille de Koch, peu de poils, dont on peut facilement se débarrasser par échaudage ou épilation. Le porc, a-t-on dit avec raison, est un animal d'alimentation chez lequel « tout est bon » (2). C'est un omnivore doué d'une grande puissance assimilatrice. Cependant, multitude de cellules graisseuses, qui peuvent entraver la qualité et surtout la durée de conservation de la préparation.

Il est vrai qu'on peut arriver à se débarrasser de cet agent gênant par un lavage à l'éther, suivant la méthode du docteur Knoll.

La grenouille, au contraire, comestible comme les précédents, réfractaire à la tuberculose, sans fourrure ni poils gênants, dispense de lavage au cours des manipulations. Mais quelle quantité il en faudrait! Un kilogramme de peau de cet animal représente environ 230 à 250 grenouilles tuées.

Il nous restait à balancer les avantages et les inconvénients entre le porc et la grenouille avant de faire notre choix.

L'idée primitive de l'emploi de la peau de grenouille pour l'opothérapie cutanée nous avait été suggérée par le D'' Faivre. La grenouille étant un animal à sang froid, il escomptait *a priori* l'influence salutaire sur les dermatoses suraiguës prurigineuses sans préjudice de son action engraissante. Malheureusement la peau, chez cet animal qui est presque toujours nue, renferme de nombreuses glandes cutanées, les unes disséminées, les autres groupées, fournissant une sécrétion abondante qui lubréfie la surface du corps et possède dans certains cas des propriétés venimeuses. Le produit de sécrétion de ces glandes est un liquide laiteux et visqueux constituant un véritable venin qui vient exsuder à la surface de la peau par suite de la contraction volontaire ou réflexe des muscles cutanés. A l'état

---

(1) Hepp, Note sur la dyspepsine, 4.
(2) Sicard, *Zoologie,* 610.

frais, ce liquide a une réaction acide attribuable à une certaine quantité d'acide formique.

L'examen microscopique nous le montre comme étant formé d'une foule de granules qui contiendraient, selon Calmels, des acides isoéganacétiques et homologues en combinaison dans des corps gras complexes qu'il nomme pseudo-lécithines. Ces corps, sous l'influence de la chaleur et de l'humidité, mettraient en liberté l'acide correspondant, lequel pourrait se dédoubler à son tour en donnant une carbylamine.

Or, on sait combien les carbylamines ont un pouvoir toxique considérable. En présence de tous ces inconvénients et malgré la qualité respective de chacun de ces animaux, ni le porc, ni la grenouille que nous avions choisis primitivement, ne répondent encore à tous nos desiderata. Il est un autre reproche que l'on peut adresser à ces deux animaux : ils ne suent pas et leur peau diffère en cela des fonctions de la peau humaine qui, par la sueur, élimine, en outre des toxines, les eaux que le rein n'a pu éliminer.

Le cheval ne répondrait-il pas mieux à ce que nous recherchons ? C'est un herbivore avec sueur à réaction alcaline, renfermant un grand nombre d'albumines, d'après Leclerc (1), un animal de grande taille, et de ce fait, dont les glandes cutanées sont plus fortes et par là plus riches en principes actifs que celles des animaux précédents; enfin et surtout c'est un animal qui sue et dont la peau se rapproche de celle de l'homme. C'est encore chez le cheval que ces glandes atteignent le plus grand développement, nous dit G. Collin, tandis qu'elles sont rudimentaires chez le chien et petites chez le bœuf (2).

Le canal excréteur, sinueux chez l'homme, est spiroïde chez le porc et le mouton, presque rectiligne chez le cheval.

Le grand obstacle à son emploi semble provenir de son poil. En effet, malgré toute l'habileté de l'opérateur, s'il nous est possible de nous débarrasser des poils superficiels de la peau,

(1) Leclerc, *Les glandes chez les animaux de grande taille*, 220.
(2) Gaube, *Bull. Soc. biologie*, 1891. 115.

il n'en restera pas néanmoins toujours des racines impossibles
à enlever par ce procédé dans les parties profondes du derme.

Après dessiccation de la peau broyée, nous retrouverons ces
racines, même en soumettant cette préparation à un tamisage
si fin et si minutieux soit-il, quelques-uns de ces poils parvien-
dront toujours à franchir les mailles du tamis et à se mêler à la
poudre. D'où la nécessité de chercher un autre moyen d'épilation. Le parchemin, qui n'est en somme que de la peau très fine
réduite en feuille, n'est-il pas exempt de l'obstacle qui gêne
tant notre préparation? Les mégissiers étendent la peau fixée
par des pinces spéciales, sur une planche. Ils la tendent à
volonté au moyen d'un instrument de forme voulue, ils raclent
le poil à contre sens et arrivent ainsi à obtenir une membrane
lisse, blanche, complètement épilée qui renferme toutes les
glandes. En ne divisant pas la peau en feuilles trop minces,
nous conserverons ainsi les principes glandulaires. On voit
donc que le procédé d'épilation employé en cette circonstance
n'est pas plus difficile à appliquer pour le cas qui nous intéresse
et ne nuit nullement à la préparation, surtout si on procède
aseptiquement.

C'est ce que nous avons tenté en voyant nos essais couronnés
de succès. Nous nous adresserons à un cheval âgé de 5 ou 6 ans
dont l'état sanitaire nous sera garanti sur certificat du vétéri-
naire de la Ville, chargé de ce service. Les accidents qui arrivent fréquemment (jambes cassées, etc.), nous permettront de
remplir cette condition indispensable.

IV

Entraînement de l'animal.

Nous venons d'expliquer les raisons de notre préférence pour le cheval sur les autres animaux. Diverses considérations entrent encore en jeu : l'âge, l'avons-nous dit, le régime préalable imposé aux animaux, la localité où ils ont été élevés, la saison où on les sacrifie, leur état physiologique, etc.

L'entraînement préalable de l'animal, si vanté de nos jours, avant le sacrifice, sorte de gymnastique progressive, n'était pas méconnu des anciens pharmacologistes, au contraire, et cette pratique entre leurs mains devenait peut-être un peu excessive à cause de certaines croyances et traditions qui l'entouraient.

« Il ne faut pas que le renard dont on veut tirer les poumons
» soit mort de maladie de peur que ses viscères ne fussent
» imbus de quelque méchante impression, ni qu'il ait péri de
» vieillesse, car ils seraient privés d'esprit ; il faut qu'il soit
» mort de mort violente afin que le poumon soit dans sa
» vigueur et abondant en esprit ».

L'âge aussi était important pour eux.

Pour recueillir le sang du bouc, il fallait qu'il fût âgé de 6 ans, et qu'il eût été nourri quelque temps auparavant (6 semaines ou 2 mois) de bonnes herbes apéritives et diurétiques, telles que hache, persil, fenouil, asparage, laurier et autres semblables. Encore était-il bon de l'abreuver de vin doux !

La saison convenable pour le sacrifice était, selon Avicenne, celle où le raisin « commence à se dorer ».

Arétée le Cappadocien avait pour méthode de nourrir les animaux dont il se servait avec des plantes appropriées au but qu'il se proposait.

Pour la goutte, par exemple, la chèvre qu'il employait était nourrie à satiété avec des iris.

Cette pratique physiologique se poursuivit.

En 1250, on trouve un moine, Albert le Grand, qui enseigne à ses élèves, que lorsque l'on veut employer la médication animale, il y a lieu de tenir compte de certaines dispositions physiologiques de la bête.

Se basant sur ce principe que tout être communique à toutes les choses auxquelles on l'unit ses propriétés et ses vertus naturelles, il dit :

« Quand on veut donner de l'amour, on cherche l'animal le
» plus chaud, à l'heure à laquelle il est le plus vigoureux dans
» l'accouplement, parce que pour lors il a le plus de force dans
» le combat amoureux, ensuite on prend de cet animal la
» partie la plus propre à l'amour, par exemple les testicules et
» la matrice, et on les donne à celui ou à celle qu'on veut
» mettre en amour : à l'homme, les testicules; à la femme, la
» matrice ».

Dusseau, qui emploie le sang en emplastre contre ruptures ou hernies, nous dit :

« Le sang d'un homme roux et colérique est estimé le meil-
» leur et aussi celui d'un homme rustique nourri de viandes
» grossières ».

Du Pinet, parlant du sperme que l'on peut recueillir après que l'âne ou le cheval « a couvert sa femelle » dit qu'il est fort bon pour rendre l'homme « gentil compagnon avec les dames ».

Malgré le peu de facilité de l'opération, Ettmüller, au xviie siècle, recommande la râpure de cornes de cerf qu'on enlève à cet animal pendant son coït pour rendre les gens vigoureux en amour.

Schræder dit : « Les testicules secs de cerf, lavés avec du vin,
» augmentent le plaisir du déduit amoureux au temps où cet
» animal est en rut, car autrement il ne servirait de rien ».

C'est peut-être aller un peu trop loin pour indiquer le moment propice auquel il faut prélever l'organe.

Nous avons tenu à faire ce court aperçu historique, pour

bien montrer qu'il n'y a rien de changé et qu'aujourd'hui encore nous suivons les anciens point à point.

La préparation physiologique d'aujourd'hui ne diffère de celle des anciens que par l'entraînement qui n'est pas tout à fait le même.

Nous appuyant sur l'autorité de MM. Gilbert et Carnot, cette préparation consiste à entraîner la glande autant que possible par une gymnastique graduelle de façon à en déterminer l'hypertrophie, à exalter la fonction que l'on voudra utiliser ensuite dans l'extrait par un fonctionnement de plus en plus intense afin de rendre cet extrait plus actif et à le charger au maximum en principes sécrétoires au moment de l'abatage.

Cette préparation, facile à réaliser lorsqu'on se sert d'animaux de laboratoires, n'est pas toujours commode à obtenir lorsqu'on s'adresse à des animaux de boucherie.

Toutes les glandes passant par des périodes d'activité et de repos, les sécrétions, sont plus ou moins intermittentes; on doit les extraire au moment où elles sont le plus chargées en principes actifs. D'où l'intérêt qu'il y a, en opothérapie, à employer du suc d'un organe en activité physiologique (1).

La peau faisant partie des glandes à évolution, nous tiendrons compte de l'âge de l'animal en sacrifiant un cheval de six ans, strictement soumis aux règles les plus sévères de l'hygiène (propreté, massage après les fatigues, nourriture à l'avoine de choix, à laquelle on mêle tous les deux ou trois jours une cuillérée à soupe de tanin).

De préférence nous nous adresserons au mâle, dont les glandes, étant plus développées, sont susceptibles de ce fait de renfermer une plus grande proportion de principes actifs.

L'époque du sacrifice? Lorsque nous nous adresserons à un cheval élevé et préparé spécialement pour nos besoins, nous nous en rapporterons aux anciens qui avaient pour pratique d'employer l'animal quand il était en meilleure disposition,

---

(1) Gilbert et Carnot, Rapport Congrès de Montpellier, 1898, p. 241.

c'est-à-dire à la fin de l'hiver ou au commencement du printemps parce que les bêtes sont à ce moment beaucoup plus saines.

Lorsque nous nous adresserons à un cheval blessé accidentellement, la technique sera toute différente.

V

Formes médicamenteuses d'après les voies d'administration.

> « Un médicament vaut autant par la façon
> dont on l'emploie que par ses propriétés
> intrinsèques ».
>
> Dr Edmond VIDAL.

Formes médicamenteuses des extraits dermiques.

Il ne faudrait pas croire que la forme à donner à un nouveau médicament soit laissée au bon gré de son inventeur. Cette forme n'est pas non plus soumise à la nature du principe médicamenteux lui-même. Elle dépend au contraire du but thérapeutique que l'on se propose, disons mieux, la forme à donner à un médicament est intimement liée aux voies d'introduction du médicament lui-même. « Il semble, au premier abord, écrit » Arnozan (1), que la voie d'introduction soit indifférente, puis- » qu'en définitive, si le point de départ à la périphérie est diffé- » rent, le point d'arrivée est toujours le même ».

En réalité, il n'en est point ainsi; introduites sous la peau, directement dans les veines, les substances médicamenteuses arrivent en nature dans le sang et sont ainsi soustraites à l'action des sucs digestifs qui les modifient dans l'estomac ou dans l'intestin et aux altérations nouvelles et inévitables qu'elles subissent en traversant les muqueuses, leur action est plus complète et plus régulière. Par la voie hypodermique, elles

---

(1) Arnozan, *Traité de thérapeutique*, Paris, 1900, p. 38.

sont particllement recueillies par les lymphatiques qui les charrient jusqu'aux ganglions correspondants, où elles sont élaborées, arrêtées, transformées, présentant alors une activité spéciale et aussi rencontrant les virus qu'elles neutralisent...

Depuis les travaux de Schiff, Roger, J. Teissier, on sait que le foie modifie les poisons, qu'il les atténue habituellement. De là les différences si considérables qui distinguent les effets du même remède pris par des voies différentes.

On a créé, dans ce but, pour cette administration, le plus de voies possible.

Ce sont :

1° La voie gastro-intestinale.

2° La voie rectale.

3° La voie trachéo-bronchique.

4° Les voies génitales.

5° Les voies urinaires.

6° La voie conjectivale.

7° La voie cutanée (épiderme et corps muqueux).

8° La voie hypodermique.

9° Les plaies et ulcérations.

10° Les cavités séreuses et synoviales.

11° Les injections intra-vasculaires.

12° La voie cérébrale.

De toutes ces voies d'administration, nous ne voudrons retenir pour le médicament qui nous intéresse que :

La voie gastro-intestinale ;

La voie cutanée ;

La voie hypodermique,

et nous étudierons successivement les différentes formes médi camenteuses susceptibles d'être administrées par chacune de ces voies d'introduction.

La voie gastro-intestinale. — Si elle n'est pas la voie de choix, elle reste la plus commune, la plus employée, la plus facile, « les effets sont toujours moindres après l'ingestion stomacale ».

Dans l'estomac, l'absorption, rapide pour certains produits, est parfois assez lente pour d'autres, en raison de la couche d'épithélium qui en isole les parois.

Quant à la muqueuse intestinale, c'est, comme nous le verrons, la principale voie d'absorption.

Nous avons donc préparé, pour cette première voie d'introduction, poudres, extraits, pilules, sirops, etc.

Poudres d'extraits dermiques. — Sous cette désignation nous comprendrons les extraits secs, complets, de substance cutanée et les poudres de même organe, puisque l'extrait est préparé d'après la poudre, ou inversement la poudre d'après l'extrait.

Comme l'antisepsie joue un grand rôle dans ce genre de préparation, on doit s'entourer de toutes sortes de précautions.

Avant de commencer les manipulations, nous rendrons nos mains aseptiques par un sérieux lavage au savon et un rinçage successif à la liqueur de Van Swieten et à l'eau récemment bouillie.

Suivant certains opérateurs (1), on stérilise les instruments, ciseaux et objets par un flambage à l'alcool. L'inconvénient de cette méthode, pour les instruments en acier dont on a à se servir, est que l'on émousse inévitablement le tranchant des lames.

Mieux vaut les plonger dans une dissolution antiseptique, celle de Denigès, par exemple, au cyanure de mercure ou dans une solution très antiseptique et sans toxicité de perborate de soude :

On met les instruments dans l'une ou l'autre de ces deux solutions, ils ne s'y oxydent pas, on les retire et on les rince avec de l'eau récemment bouillie pour emporter toute trace de solution de cyanure.

La poudre d'extrait dermique peut se préparer à l'aide du vide sulfurique et par dessiccation de l'organe.

En se servant de cette première méthode, on prend la peau de cheval épilée et dégraissée à l'éther, on la lave au perborate de soude, on la coupe par petits morceaux avec des ciseaux

(1) Arnozan, *Précis de thérapeutique*, 15.

flambés à l'alcool, on la hache le plus finement possible et
on étend en couches très minces cette bouillie dans des boîtes
de Pétri. On les porte sous la cloche et on les suspend au-
dessus d'un cristallisoir qui renferme de l'acide sulfurique
bouilli. On fait le vide à quelques millimètres, on laisse la dessiccation se poursuivre d'elle-même. Elle est complète au bout
de 10 heures : le produit a perdu 75 p. 100 de son poids initial.
On détache des boîtes de Pétri des galettes cassantes qui ont
conservé la couleur primitive de l'organe. On les réduit en
poudre qui peut être mise en cachets ou en pilules. Cette poudre totale d'organes, peut-être la plus simple à obtenir, est
assurément la forme thérapeutique la plus pratique. Bien
qu'avec elle on ingère des tissus inutiles, on doit la préférer à
toute autre forme, surtout si l'on ignore, comme c'est encore
ici le cas, le principe actif de l'organe. Pour assurer la conservation de cette poudre, on pourra y ajouter de l'acide borique
ou du sucre de lait.

Autre procédé. — Nous lavons d'abord la peau à l'éther de
pétrole pour lui enlever les graisses, et ensuite avec une solution
antiseptique au perborate de soude.

Nous la divisons en tranches que nous mettons dans un
hachoir flambé à l'alcool et nous recueillons dans un vase
aseptique cette bouillie dermique. Nous en prenons une certaine quantité, 1 kilo par exemple, et l'étalons en couches minces le plus également possible sur un plateau aseptique en
porcelaine : le tout est ensuite porté dans une étuve sèche réglée
à 45°. Au bout de vingt-quatre heures, ce hachis dermique est
desséché; il se présente en couches minces, à aspect doré, plus
mat en dessous. De 1 kilo qu'il pesait à l'état frais, nous obtenons 325 grammes d'extrait sec. Cette poudre pulvérulente
représentera donc, après dessiccation, trois fois le poids de
l'organe frais.

Cet extrait sera pulvérisé au mortier, passé au tamis de soie
le plus fin pour obtenir une poudre pulvérulente de peau. Avec
cette poudre, nous ferons pilules, cachets ou tablettes et 1 gr.
en cachet représentera environ 3 gr. de l'organe frais.

Nous aurions pu ne faire subir le lavage à l'éther qu'après dessiccation et pulvérisation en lessivant le produit pour enlever les matières grasses et en faisant dessécher à nouveau le produit, mais malgré toutes les précautions, si minutieuses soient-elles, avec ce mode opératoire, on obtient une poudre hygroscopique qui s'altère assez rapidement et subit la fermentation putride. On voit le danger d'administrer un tel produit, si même étant renfermé dans des flacons bien bouchés, stérilisés et secs, on vient à le placer dans un endroit un peu humide.

Autre méthode. — La peau recueillie aseptiquement est hachée et mêlée avec deux fois son poids de lactose; on pile le tout dans un mortier flambé, on obtient ainsi une pâte demi-fluide que l'on étend sur des plaques de verre et qu'on laisse sécher à l'air libre, à l'abri des poussières. La dessiccation est assez rapide et ne demande jamais plus de dix à douze heures ; on peut diminuer le temps de la préparation en l'évaporant à la chaleur du soleil : six heures suffisent. On détache le produit desséché des plaques, on le pulvérise, on le met à l'étuve quelque temps et on le porphyrise. On obtient ainsi une poudre blanc-jaunâtre, ayant une légère odeur de peptone, de saveur agréable et sucrée. Mise en des flacons secs et bien bouchés, elle se conserve longtemps sans présenter aucun indice d'altération. Cette poudre peut nous servir pour confectionner les comprimés, tablettes, tabloïdes d'extrait cutané. En plus du rôle d'intermède, le lactose, dans ce cas, joue le rôle desséchant et permet d'obtenir une préparation de saveur agréable.

Méthode frigorifique. — Dans la préparation de ces extraits secs devant être mis en poudre, ce qu'il faut surtout éviter, c'est l'emploi de la chaleur et l'influence de l'air qui agit comme oxydant en altérant certains principes. Plus la concentration s'effectue à basse température, plus on diminue les chances d'altération. C'est pour ces raisons que nous nous sommes adressé, pour obtenir une concentration parfaite de notre préparation, à un nouvel agent physique : le froid.

. On sait, en effet, que lorsqu'on expose du vin ou du lait à une température inférieure à 0°, l'eau se congèle. Si la congélation s'effectue lentement, et si on l'interrompt avant que tout soit pris en masse, la partie restée liquide, séparée des cristaux de glace, contient, sous un plus petit volume, les principes tenus en dissolution dans le vin ou dans le lait.

On commence par prélever la peau aseptiquement, on la laisse tremper pendant une demi-heure dans l'éther de pétrole, on la lave au perborate, on la coupe avec des ciseaux flambés en tranches larges de 2 ou 3 centimètres, on la soumet au hache-viande passé préalablement au four Pasteur et on recueille une bouillie assez épaisse à laquelle on ajoute 20 grammes p. 1000 de chlorure de sodium. L'addition de ce produit n'a pour but que de rendre la préparation moins fade et partant plus agréable au goût. On porte la liqueur dans un réfrigérant; par suite de congélations successives et grâce à une agitation convenable, la liqueur est assez rapidement transformée en une bouillie que l'on essore. On sépare ainsi sous forme de neige la majeure partie de l'eau et on obtient une liqueur mère très chargée de principes solubles.

Cette solution mère peut être au besoin concentrée à chaud, étendue sur des plaques en couches minces et régulières portées à l'étuve à 40° et fournir de belles paillettes d'extraits. Ainsi préparés, ces extraits ont un goût agréable, un bel aspect jaune citron peu odorant, ils sont solubles dans l'eau et l'alcool faible.

Poudre dermique peptonisée. — La peau est toujours hachée aseptiquement. On la recueille et on la fait digérer dans un matras septique pendant 10 heures à l'étuve en ne dépassant pas la température de 40° avec :

Peau de cheval broyée finement.	1.000 grammes.
Eau stérilisée.	1.500 »
Acide chlorhydrique	5 »
Pepsine	15 »

Au bout de ce temps, quand la digestion est terminée, on neutralise par le carbonate de soude, on filtre sur papier Laurent et on évapore à sec dans le vide. On obtient ainsi une poudre avec de fins grumeaux, colorée légèrement en jaune, soluble dans l'eau, l'eau glycérinée, à odeur agréable.

Cette préparation représente le dixième en poids de l'organe.

On l'administre incorporée à un vin alcoolique (10°) ou à des confitures contenant 40 p. 100 de sucre.

Si l'on en juge par la peptonisation que l'on fait subir aux différents organes, l'efficacité du produit resterait identique à celle de l'organe frais, avec cet avantage que le produit obtenu serait bien plus inaltérable.

Les préparations ne doivent être faites qu'au moment des besoins.

Comprimés.

Cette forme de médicaments, pratique assurément, est d'origine américaine et ne date que d'une vingtaine d'années.

Fédit, qui l'a vulgarisée en France, emploie le beurre de cacao pour lier les poudres. Dans le cas qui nous intéresse, nous ne pouvions penser à employer un tel excipient à cause de la formation de ptomaïnes.

Nous avons tenu à préparer les deux sortes de comprimés possibles, c'est-à-dire les comprimés avec intermède et les comprimés sans intermède.

Pour les premiers, nous nous sommes contenté de prendre de la poudre d'extrait dermique desséchée à l'étuve à 45°. Nous l'avons intimement liée avec du sucre de lait, en y ajoutant un peu de gomme pulvérisée et une très légère quantité de sirop de sucre pour humecter la masse, ensuite nous avons soumis ce mélange à la pression du compresseur.

Pour préparer les comprimés sans intermède, nous avons seulement ajouté à la poudre d'extrait dermique de la gomme, du sirop et du bi-carbonate de soude comme poudre inerte pour faciliter la désagrégation et la dissolution.

Ces comprimés peuvent s'ingérer directement et se dissoudre préalablement dans un peu d'eau. Ils peuvent se prendre aux repas, mais il est préférable de les prendre à jeun ou lorsque la digestion est terminée.

Les doses à prendre varient avec la tolérance des malades; certaines personnes supportent 20 comprimés par jour, tandis qu'au cours de nos différentes expériences, 5 comprimés ont constitué la dose maxima. En général, on commence par un et on augmente tous les deux jours jusqu'à ce qu'on arrive à la dose maxima qui puisse être supportée. Quoi qu'il en soit, c'est peut-être une forme pratique pour le voyage, et rien d'étonnant alors de voir les Américains en réclamer la paternité, mais cette forme a le grand inconvénient de ne se délayer qu'en milieu aqueux avec une extrême lenteur. Ingérées sans être dissoutes dans de l'eau, peut-être y a-t-il danger à porter en bloc sur les parois de l'estomac certaines substances irritantes ou très actives (Panetier) (1).

Pilules.

Les pilules sont des médicaments divisés en petites masses sphériques, destinées à être avalées sans subir de mastication préalable, nous dit le Codex.

Nous pourrions ajouter que, quoique ancienne, c'est une des formes médicamenteuses les plus utiles et les plus faciles à faire absorber. Elles répondent fort bien aux besoins de la thérapeutique : elles occupent un volume restreint et se désagrègent facilement. Elles facilitent l'ingestion de substances médicamenteuses dont la saveur est désagréable, elles permettent également, lorsqu'elles sont recouvertes d'un enduit qui les préserve du suc gastrique et qui se dissout dans l'intestin, de porter les matières actives jusque dans cette dernière partie du tube digestif où elles peuvent exercer leur action thérapeutique.

Tout le problème, en ce qui nous concerne, consiste en ce que le principe actif contenu dans l'extrait ne subisse aucune altération dans les voies digestives.

Les pilules d'organes animaux ont été préparées tantôt avec des extraits, tantôt avec des poudres. Les premières ainsi préparées avec des extraits aqueux glycérinés ou alcooliques pré-

---

(1) Gérard, *Traite de pharmacie galénique*, « De l'organothérapie ».

sentent le double inconvénient de ne pas renfermer l'organe complet par suite de la filtration qui retient toujours dans les pores de la bougie ou du filtre une certaine quantité d'organe et de ne pas être dosées rigoureusement. Elles deviennent facilement et assez rapidement hygroscopiques par suite de la composition même de l'extrait.

Malgré l'addition de substances ou de produits absorbants, malgré un double ou triple enrobage à la kératine selon la méthode de Unna, elles se fendillent, prennent l'humidité et l'air et peuvent ainsi altérer la qualité du produit.

Il ne faut pas songer à préparer des pilules avec le principe actif, on sait que les effets des médicaments ainsi préparés sont loin d'atteindre ceux qui renferment l'organe entier. C'est pourquoi nous avons préféré nous adresser aux poudres d'extraits dermiques préparées, comme nous l'avons exposé ci-dessus, avec notre enrobage spécial.

Nous mettons dans un mortier en porcelaine les galettes obtenues par dessiccation dans des boîtes de Pétri par action de l'acide sulfurique. Nous y incorporons la gomme par petites quantités et avec de la manne nous faisons une pâte que nous diviserons ensuite au pilulier.

Notre formule est la suivante :

Peau de cheval desséchée (quantité corresp^t. à 100 gr. d'organes frais) soit   35 gr.
Gomme adragante. . . . .   2 »
Manne. . . . .   Q. s.

Pour 200 pilules

Nous avons choisi la manne comme excipient pour plusieurs raisons. D'abord parceque c'est un corps facilement malléable qui durcit assez rapidement et qu'une légère pression parvient ensuite à malaxer facilement. De plus c'est un corps gras et résineux, qualité essentielle pour des médicaments devant être absorbés par voie stomacale comme nous le démontrerons plus loin.

Une fois arrondies au pilulier, ces pilules sont remises dans

des boîtes de Pétri sous la cloche à vide pour y subir une dernière dessiccation. Ensuite on leur fera subir l'enrobage.

« Garantissez votre produit organique de toute action diges-
» tive, vous aurez de meilleurs effets, disait Sawitsch » (1).

Nous avons pris note de cet avertissement et essayé de déterminer quel était le meilleur des enrobages à faire subir à notre
produit en particulier et à tous les produits organiques par la
suite. Pour leur donner une forme plus agréable à l'œil, nous
avions songé tout d'abord à dragéifier nos pilules, mais au contact de l'estomac elles se désagrégeaient rapidement et les quelques troubles gastriques que nous voulions empêcher n'étaient
pas ainsi évités.

Certains médecins que nous avions priés d'essayer les extraits
dermiques se demandaient pourquoi les malades soumis à ce
traitement se plaignaient de douleurs d'estomac passagères. Le
problème revenait donc à éviter tout contact, toute action intime
du médicament sur la muqueuse gastrique et à faire de la poche
gastrique, comme l'a démontré Hayem, un simple passage, une
simple étape dans le trajet du médicament à travers le tube
digestif.

Il fallait permettre en même temps au médicament lui-même
de traverser tous les milieux, l'isoler sans qu'il subît d'altération avant d'arriver au véritable centre d'absorption qui est la
muqueuse de l'intestin grêle.

« La présence de villosités, jointe à la mobilité extrême de
» cet organe, nous dit Penzoldt (2), à ses nombreuses circonvo-
» lutions, à la richesse de son appareil lymphoïde, font de son
» épithélium strié l'appareil absorbant par excellence. C'est un
» vaste alambic sur les parois duquel se déposent, puis se distil-
» lent par fractions petites et multiples les produits de la diges-
» tion dès qu'ils sont élaborés ».

Par tout ce qui précède, on comprendra aisément pourquoi

(1) Sawitsch, *Pharm. Zeitung*, 1898, 64.
(2) Bernheim, *Administration intestinale des médicaments*, Masson, 1902.

nous attachons tant de prix à l'enrobage de nos pilules de substances cutanées.

Comme nous l'avons déjà annoncé, la dragéification ou entou-
rage d'une couche de sucre, utile assurément pour masquer la
saveur des médicaments, ne peut nous être utile dans le cas qui
nous occupe.

L'argenture et la dorure n'empêchent pas la dissociation de
la pilule dans l'estomac.

Le vernis ou collodion assure la conservation, mais par contre
ce vernis peut se fissurer dans l'estomac et l'on court parfois le
risque, si les pilules ne se fissurent pas, que non-seulement elles
ne soient plus dissoutent dans l'intestin grêle, mais qu'elle s'en
échappent sans avoir été du tout digérées.

L'enrobage gélatineux, d'un aspect très agréable, parfait
encore pour masquer l'odeur et la saveur des médicaments,
présente l'inconvénient de se dissocier rapidement dans l'estomac après avoir éprouvé une augmentation de volume considérable. En outre, l'enveloppe gélatineuse est, par elle-même,
souvent indigeste et contribue, par conséquent, à la production
de phénomènes d'intolérance gastrique.

L'emploi d'un silicate, soi-disant soluble, permet à la masse
d'être évacuée sans être dissoute.

Le salol, préconisé par Yvon, se décompose au contact des
sucs alcalins de l'intestin grêle en acide salicylique et acide
phénique qui ne sont pas toujours tolérés par les malades.

Reste la kératine. Le professeur Unna, de Hambourg, pro-
posa le premier cet enrobage dans tous les cas où l'on voulait
éviter le contact de la muqueuse gastrique. Sa découverte, suivie d'une multitude d'expériences concluantes, émut les savants
et semblait avoir résolu la question. Malheureusement la matière cornée doit subir plusieurs préparations pour devenir
kératine et pour être apte à servir à l'enrobage convenable. Elle
doit être d'une pureté et d'une préparation irréprochables. Son
prix élevé fait, que dans le commerce, ces deux qualités essen-
tielles se trouvent rarement réunies et que le plus souvent on
livre une substance pulvérisée et cornée, n'ayant pas subi,

ou d'une manière imparfaite, l'élaboration du suc gastrique.

Il résulte de plus de la préparation de la kératine (emploi de la solution d'ammoniaque) qu'elle ne peut se dissoudre facilement dans l'intestin grêle.

Il reste aussi l'enrobage glutineux dû à Raquin. Quelque mince que soit l'enveloppe de gluten, nous dit un rapport de l'Académie de médecine, il est complètement imperméable dans l'estomac et ne peut se dissoudre que dans l'intestin grêle après avoir subi l'action du suc pancréatique.

Cet enrobage si vanté ne nous a pas donné les résultats attendus comme nous le rapportons plus loin.

Malgré nos soins les plus minutieux, le gluten nous a semblé exempt des qualités d'une matière plastique d'enrobage. Les pilules recouvertes de gluten sont toujours formées d'une couche inégale et souvent trop épaisse. Cela provient sans doute de ce que ce produit ne possède pas de dissolvants organiques qui nous permette d'en faire une solution homogène suffisamment cencentrée, condition indispensable pour la réussite et la commodité d'un procédé de cette nature. Le résultat est que ces pilules traversent l'organisme sans lui céder les produits qu'elles contiennent.

Nous avons donc abandonné ce produit et lui avons préféré la *maïsine*. Le procédé d'obtention a été décrit par MM. Donnard et Labbé (¹).

Le maïs, réduit en farine, est préalablement desséché et privé de son huile par un épuisement à la benzine cristallisable et ensuite à chaud par son poids environ d'alcool amylique anhydre. Au bout de huit heures, la solution amylique est précipitée par un excès (environ trois fois son volume de benzine cristallisable).

La matière albuminoïde, à peu près insoluble dans ce mélange, forme un précipité floconneux, que l'on jette sur un filtre et qu'on lave à la benzine jusqu'à ce que le liquide de lavage ne contienne plus trace d'alcool amylique.

(1) Compte rendu de l'Académie des Sciences, nov. 1902, juill. 1903.

On sèche ensuite la matière dans le vide à sec à basse température et on l'étend sur du papier filtre. Par évaporation de la benzine qui l'imprègne, il reste finalement une substance pulvérulente que l'on achève de priver de benzine dans l'étuve à 100°.

Insoluble dans l'eau, à froid comme à chaud, la maïsine se dissout dans les alcools méthyliques, éthyliques et dans l'acétone.

Egalement soluble dans les solutions aqueuses de soude et de potasse à 1 p. 100.

Mais son meilleur dissolvant est encore l'acide acétique.

Pour faire notre enrobage, nous opérons de la façon suivante : nos pilules préparées d'avance, additionnées d'un corps résineux dans le but de graduer la dissolution dans l'intestin grêle (précaution recommandée par Fumouze), nous les plongeons dans une solution acéto-alcoolique de maïsine à 42 p. 100. Par agitation rapide, l'enrobage se produit sous forme de pellicules homogènes, non cassantes et minces, inaltérables à l'air et à l'humidité. On peut recommencer cette recouvrance plusieurs fois, on est certain d'assurer l'imperméabilité complète de la pilule au suc stomacal.

L'association de l'alcool éthylique et de l'acide acétique nous a donné les meilleurs résultats en ce sens que la pellicule de l'enrobage était toujours plus lisse, plus résistante et plus régulière.

Nous avons employé le mélange suivant :

Poudre de maïs préparée. . . . . 35 grammes.
Alcool éthylique . . . . 25 »
Acide acétique. . . . . 40 »

Pour bien étudier les différences d'absorption des divers enrobages, nous avons soumis nos pilules, différemment enrobées, au même traitement, afin de voir et de comparer comment, mises dans les mêmes conditions de milieu, elles se comporteraient.

L'animal choisi pour ces différentes expériences a été le lapin.

Chaque animal a été mis dans une cage avec de la nourriture pour qu'il ne fût pas à jeun et réunit toutes les conditions pour le bon fonctionnement de l'estomac. Au bout d'une demi-heure, nous le transportons dans une autre caisse ne renfermant pas de nourriture. Nous lui faisons avaler une pilule d'extrait dermique dragéifiée, une autre de même substance gélatineuse, une autre kératinisée, une autre glutinisée et enfin une maïsinée. Au bout d'une heure, nous nous assurons qu'il n'y a pas de pilule rejetée.

Nous sacrifions l'animal et nous trouvons dans son estomac les pilules dragéifiées et gélatineuses complètement dissoutes; celles à enveloppe de kératine et de gluten désagrégées; seule, la pilule maïsinée est absolument intacte.

Un autre lapin absorbe une pilule dragéifiée, une glutinisée, une autre kératinisée et deux pilules maïsinées; au bout de cinq heures, on le tue.

On retrouve dans l'estomac la pilule gélatineuse très fendillée et aplatie, point de trace de pilule dragéifiée.

Dans l'intestin, les pilules de kératine et de gluten à peine attaquées et les pilules d'extrait dermique maïsinées plates et presque complètement vides. Il résulte de ces différentes expériences que tout enrobage que nous ferons subir à nos pilules d'extraits dermiques sera altéré et également le produit qu'elles contiendront, grâce au contact du liquide stomacal.

L'enrobage à la kératine se dissout plus lentement que notre enrobage maïsiné qui, associé avec notre excipient résineux, assure seul le bon fonctionnement physiologique des doses médicamenteuses ingérées.

Tablettes.

M. le docteur Muret (1), privat-docent à l'Université de Lausanne, est un grand partisan de cette forme thérapeutique. Dans une communication faite à la Société Vaudoise de méde-

(1) Muret, De l'organothérapie, *Revue médicale de la Suisse romande*, 1901.

cine, il nous apprend qu'il fait usage de pastilles comprimées
d'organes, préparées par dessiccation à une température égale à
celle de l'animal, ce qui exclut toute modification de la substance organique. Ces pastilles contiennent de 0,25 à 0,30 centi-
grammes d'organes desséchés : il en fait prendre 2 ou 3 par
jour :

« Elles m'ont paru, dit-il, employées à ces doses-là, agir
» aussi efficacement que les injections sous-cutanées et c'est
» pourquoi je les emploie presque exclusivement » (1).

Sans vanter cette forme comme la thérapeutique de choix par
excellence, nous avons cru utile de la préparer pour l'étude des
extraits dermiques.

Nous faisons d'abord un mucilage de gomme adragante dans
la proportion de 90 parties d'eau pour 10 parties de gomme.
On bat ce mucilage dans un mortier et on le passe au blanchet.
D'autre part on réduit du sucre en poudre très fine.

Poudre pulvérulente dermique.	500 grammes.
Sucre ordinaire ou sucre de lait	250 »
Mucilage de gomme.	250 »

On commence par mélanger intimement au mortier la poudre
pulvérulente à une partie seulement du sucre ; on prend 50 ou
60 grammes du mucilage indiqué plus haut, on le verse dans
un mortier en marbre. On incorpore ce mucilage par petites
fractions, et par triturage au mortier le mélange de sucre et de
poudre dermique. Lorsque la masse est bien homogène, on
ajoute le restant du sucre et l'on pile jusqu'à ce que l'on ait
un produit qui présente la consistance d'une masse pilulaire
ordinaire non adhérente au mortier. La pâte est mise sur une
table de marbre saupoudrée d'un mélange de deux parties
d'amidon et d'une partie de sucre pour empêcher l'adhérence.
A l'aide d'un rouleau de plomb glissant sur deux réglettes paral-
lèles, on étale la masse en une galette mince dont l'épaisseur
dépend du titre que l'on veut donner aux tablettes et à l'aide

(1) Muret, *loc. cit.*

du pastilleur ou de l'emporte-pièces, on obtient des tablettes rondes, ovales ou carrées, suivant la forme du moule. Les rognures qui résultent de ce découpage sont brossées légèrement pour enlever l'amidon en excès à la surface, on les malaxe, on les remet en pâte que l'on étale à nouveau et on continue la division comme précédemment. Ensuite on leur fait subir la dessiccation en les plaçant les unes à côté des autres, sans qu'elles se touchent, sur des claies garnies de toile métallique et on les porte à l'étuve sèche à une température de 35° à 40°.

Avec la formule donnée plus haut, nous obtiendrons des pastilles de 0 gr. 50 de poudre, et puisque 1 gr. de poudre équivaut à 3 gr. de l'organe frais, chaque pastille, par conséquent, renfermera donc 0 gr. 90 de l'organe frais, ce qui permet, malgré le réduit de cette forme, de faire prendre au malade une dizaine de grammes du produit frais.

Les tablettes d'extraits d'organes en général s'altèrent facilement, elles prennent une odeur repoussante et peuvent parfois contenir des ptomaïnes toxiques, des bactéries et des micro-organismes pathogènes. Pour parer à cet inconvénient, il suffit de hacher rapidement la peau aseptisée avec de l'eau stérilisée et salée. On sépare les substances inutiles qui pourraient faciliter la décomposition, on enlève la graisse par un lavage à l'éther, on obtient ainsi une poudre que l'on mélange à du sucre de lait.

VI

Extraits dermiques.

« L'isolement chimique des principes actifs
» en opothérapie est bien loin d'être réalisé.
» Nous devons donc utiliser l'extrait total,
» comme on utilise encore le sérum antitoxique
» total, comme, d'autre part, on utilise encore
» la macération de digitale de préférence à ses
» alcaloïdes ».

GILBERT et CARNOT.
Congrès de Montpellier (1898).

Qui dit extrait, pour nous pharmacologistes, dit préparation résultant de l'évaporation en consistance déterminée de véhicules contenant en solution des principes médicamenteux. Pour obtenir les extraits, c'est à-dire pour obtenir la volatilisation du dissolvant, on s'adresse soit au vide, soit à la chaleur, soit au froid.

On voit donc déjà que cette définition du Codex ne peut pas s'appliquer tout à fait aux produits organiques, puisqu'il nous est impossible de pratiquer l'évaporation du liquide, comme nous le verrons plus loin, sous peine d'altérer le produit, même si la concentration avait lieu à basse température ou dans le vide. Cette dénomination d'extrait n'est donc pas exacte ou plutôt ne convient pas aux produits organiques; mieux vaudrait dire : solution, macération, car, en réalité, ce sont plutôt des solutions extractives obtenues au moyen de différents dissolvants. La pharmacopée britannique, pour ces raisons sans doute, désigne ces préparations sous le nom général de solutions.

Pour nous, suivant l'habitude consacrée en France, nous emploierons indistinctement ces deux termes pour désigner les produits de macération organique.

En effet la macération a été une des premières formes utilisées.

Nous diviserons nos extraits :

1° En extraits complets qui seront préparés en employant l'organe total avec l'ensemble de ces principes actifs inutiles et même nocifs ;

2° En extraits partiels dans lesquels nous chercherons à isoler les seules parties utiles, à dissocier les principes actifs.

Nous ne pourrons songer à faire ingérer à notre malade, comme on le fait pour certains organes, la peau à l'état frais, telle que nous venons de la prélever de l'animal, le malade éprouverait une certaine répugnance qui pourrait influer sur l'effet du médicament.

En opothérapie, comme en toute méthode thérapeutique, le mieux est de faire absorber un médicament sans que le malade en connaisse l'origine et certains dégoûts qui pourraient se produire sont ainsi évités.

Malgré tout, si le médecin montrait des préférences pour cette forme, nous prélèverions la peau avec toutes les conditions d'asepsie indiquées ci-dessous, nous la passerions au hache-viande flambé, nous mettrions macérer pendant 2 heures ce hachis dans l'eau tiède, nous le filtrerions sur une toile fine aseptisée et ce filtrat pourrait être donné soit *ab ore* dans du bouillon, du lait, du thé et autres véhicules ordinaires, soit en lavement. Au besoin même l'extrait pourrait être étendu sur des tranches de pain grillé préalablement beurré et salé pour masquer la saveur du produit, sous formes de sandwiches.

Disons-le tout de suite, ce sont là des formes peu pratiques, principalement en ce qui concerne la peau.

Comment obtenir un extrait dermique en voulant appliquer à cet organe les mêmes méthodes opothérapiques que pour le rein, le corps thyroïde, etc... ?

Nous avons à choisir entre plusieurs méthodes.

White, en Angleterre, en ce qui concerne tous les produits organiques, prépare un extrait glycérino-aqueux, qui, acidifié avec de l'acide phosphorique, est ensuite précipité par de l'eau de chaux et desséché. Le précipité qui se produit est formé de phosphate de calcium qui entraîne le principe glandulaire.

Vermehren prépare un extrait glycériné qu'il précipite dans l'alcool absolu et dessèche le précipité à basse température.

Hoffmann fait un extrait avec de l'eau salée, filtre pour clarifier, puis additionne avec une solution de tannin et chauffe au bain-marie jusqu'à coagulation. Il jette alors sur un filtre pour séparer le coagulum du liquide, lave à l'eau bouillie et exprime la masse. Il suffit ensuite de dessécher le produit à une température basse et de conserver après pulvérisation.

Pour obtenir un extrait complet on peut encore y parvenir en réduisant l'organe total en poudre fine. Nous traitons le *modus operandi* de cette opération, au chapitre des poudres.

Aucune de ces méthodes ne peut prétendre donner des résultats attendus, l'idéal serait assurément d'administrer le principe actif chimiquement pur.

Pour la peau, comme pour les autres organes employés en opothérapie, tous les modes de dissociation conduisent à un effritement des propriétés glandulaires de la glande. On obtient une série de principes actifs, mais chacun d'eux séparément est inférieur à l'extrait total.

Pour obtenir la dissociation des principes actifs, nous pourrions avoir recours à l'eau, l'alcool, l'éther, la glycérine, le Na Cl à 70 p. 1000, le carbonate de soude, etc., etc., en utilisant les solubilités différentes de la peau dans ces véhicules.

Disons immédiatement que la glycérine est parmi tous les autres, le véhicule qui nous ait donné le meilleur rendement.

« Pour épuiser un tissu ou un organe quelconque des liquides et des ferments qu'il contient, le meilleur procédé, disaient Brown-Séquard et d'Arsonval à la séance de la Société de biologie du 25 avril 1891, consiste à le faire macérer dans la glycérine concentrée (2 ou 3 fois, le poids du tissu). La glycérine déshydrate presque complètement les tissus par endosmose et les extraits ainsi préparés conservent pendant des années leurs propriétés spécifiques ».

La condition première pour ce genre d'extrait est de faire

usage de glycérine stérilisée ; pour cela on porte une fois pour toutes la glycérine à 110° et on l'enferme dans un flacon lavé à l'eau bouillante et bouché à l'émeri.

La glycérine a l'avantage de dissoudre toutes les parties dissolubles dans les tissus, d'extraire le ou les principes actifs d'assez gros fragments, grâce à son affinité pour l'eau ; elle extrait aussi toutes les parties liquides et toutes les substances solubles, son emploi dispense de faire subir à la peau un broyage trop fin.

L'épuisement, en un mot, est très complet, l'abaissement du densimètre en est une preuve.

A ces qualités, ce dissolvant joint un autre avantage, celui de durcir les éléments non solubles, en les empêchant de traverser les pores de la bougie au moment de la filtration. Enfin, de par sa composition chimique, c'est un antiseptique puissant, l'antifermentescible par excellence, par cela même antiputride et qui enfin dispense d'ajouter à notre extrait des produits antiseptiques qui ne feraient qu'entraver l'effet du médicament en nous empêchant de reconnaître la part qui revient à l'antiseptique et celle qui revient à l'extrait organique. Cet extrait glycériné, pour se conserver longtemps liquide et pour ne pas donner de culture, devra marquer 15° à l'aréomètre.

Le choix du véhicule étant fait, il nous reste maintenant à l'employer avec méthode.

Mais comme l'asepsie joue un grand rôle en opothérapie, nous porterons toute notre attention sur ces préliminaires de préparation.

Avant de préparer l'organe, nous nous laverons les mains à la savonnade et à l'eau distillée et nous les tremperons dans une solution antiseptique de perborate de soude à 10 p. 1000.

Cela fait, à l'aide d'instruments flambés, ciseaux, pinces, etc., nous prélevons la peau, nous la râclons comme nous l'avons indiqué plus haut.

Le mieux serait de la recueillir et de s'en servir aussitôt l'animal tué, en un mot utiliser la peau encore chaude, c'est-à-dire suivre la technique de Carles qui conseille, pour la préparation des extraits opothérapiques en général, des produits aussi proches que possible de l'état vivant. Nous en faisons des lanières assez minces, nous les plaçons dans un hache-viande flambé à l'alcool à mailles assez fines et nous recueillons la bouillie dans une capsule aseptisée.

Dans un matras aseptique, nous plaçons 1 kilog de cette bouillie dermique en contact avec 1 kilog de glycérine neutre à 30 (nous vérifions au densimètre). Nous agitons le mélange avec une spatule de verre, stérilisée pendant 5 à 6 minutes. Au besoin même, le matras est retourné plusieurs fois sur lui-même pour que le mélange soit bien homogène. Nous bouchons le matras avec un tampon de coton hydrophile et plaçons le tout à l'abri de la lumière en veillant à ce que la température ne soit pas supérieure à 25°. De temps en temps nous agitons le mélange.

Une des phases de la préparation consiste à veiller, avec le plus grand soin, à ce que les morceaux d'organe ne flottent pas à la surface du liquide glycériné. On conçoit facilement ce qui arriverait en pareil cas :·

Au contact de l'air, le derme de la peau serait aussitôt ensemencé par les germes qui existent en abondance dans l'air ambiant. Ces micro-organismes ne tarderaient pas à pulluler rapidement sur la suface des morceaux exposés, qui offrent à à leur développement un excellent milieu de culture. Lorsque pareille chose arrive, on doit renoncer à l'utilisation du liquide qui contient une partie d'organe ainsi polluée. On est averti de la chose par l'odeur spéciale qui se dégage de la macération et aussi par son aspect louche et foncé.

Au bout de vingt-quatre heures de macération nous prenons la densité du mélange : elle s'est abaissée à 24°. C'est donc dire que la peau a cédé à la glycérine six parties de sa composition.

Pour les trois sortes de peau soumises aux expériences, le densimètre a accusé 28° pour la grenouille, 26,4 pour celle du porc et 24,1 pour la peau de cheval. C'est donc cette dernière qui cède au dissolvant la plus grande quantité de produit dermique, c'est encore là une raison nouvelle pour expliquer notre préférence dans le choix de l'animal.

Cette solution obtenue, il nous faudra la filtrer sur un gros papier Chardin.

Nous pourrions la donner telle quelle, mais elle ne répond pas aux exigences de la thérapeutique, elle peut renfermer des germes très préjudiciables, surtout si on la destine à la voie sous-cutanée. Pour cette raison, nous la soumettrons à une stérilisation très minutieuse et attentive, suivant le mode opératoire que nous décrirons plus loin.

L'extrait alcoolique que nous avons tenté de préparer, ne nous a pas donné les résultats que nous en attendions, même en partant de la poudre. Le rendement est faible.

Les solutions à base d'éther chloroforme, comme dissolvant, ne nous ont pas non plus satisfait en opérant dans le vide.

Extraits aqueux.

La peau prélevée aseptiquement et broyée avec du sable séché et stérilisé au four Pasteur, est portée dans un hachoir spécial à dents d'acier. A une partie d'organe on ajoute égale partie de sable, on lave le hachoir avec deux parties d'eau stérilisée bouillie, on met le tout macérer dans un matras dans un endroit frais, pendant vingt-quatre heures, à l'abri des poussières (si l'on opère à basse température), et six heures si l'on opère à la température ambiante.

On ajoute au mélange quelques centimètres cubes d'eau naphtolisée pour empêcher la fermentation de toxines solubles au cours de la préparation.

Au bout de ce temps, on exprime, on filtre à travers un papier préalablement lavé à l'eau bouillante, on concentre les liqueurs partiellement dans le vide ou à une très douce chaleur. On peut reprendre ces extraits par l'eau, les filtrer à nouveau et les amener par concentration à la consistance extractive, à condition de ne pas dépasser 32°. Mais il faut, pour ce genre d'opération, une main expérimentée et on arrive toujours à coaguler quelques albuminoïdes. Cet extrait a toujours un aspect un peu louche et précipite quelquefois après filtration.

On stérilise d'après les méthodes ordinaires.

Extraits salés.

Pour être complet et pour rechercher la présence des globulines dans les extraits dermiques, nous avons préparé les extraits salés.

La peau, coupée en morceaux, est broyée, comme précédemment, pour mieux déchirer les tissus, avec du sable stérilisé ; nous faisons une solution salée avec 5 parties de chlorure de sodium pour 100 d'eau stérilisée. A une partie de peau broyée nous ajoutons 2 parties de la solution salée, nous soumettons à la presse, nous filtrons la liqueur en remarquant que, par suite de l'addition de chlorure de sodium, la filtration s'opère avec plus de rapidité, le liquide est beaucoup plus clair et beaucoup plus limpide.

Grâce à leur richesse en sels minéraux, ces extraits se conservent relativement assez longtemps sans subir la putréfaction, mais par contre, vu la grande quantité de sel qu'ils renferment, il ne faut pas songer à utiliser ces produits par voie buccale à moins de les soumettre à la dialyse pour se débarrasser d'un excès de chlorure de sodium. Ces nouvelles formes d'extraits nous ont permis de constater la présence de globulines dans les produits dermiques. Dans le même but nous avons traité la peau réduite à l'état pâteux par un broyage minutieux, par une solution de carbonate de chaux à 5 p. 100, nous avons obtenu un extrait renfermant 10 p. 100 d'organe dermique à l'état frais en mettant en évidence la présence de nucléo-albumines. Un filtrage au papier stérilisé nous les faisait apparaître en traitant le liquide par quelques gouttes d'acide acétique.

Autres extraits.

Ces procédés de préparation n'offrent pas encore toute satisfaction. Dans le but d'éviter une fatigue aux malades, nous avons tenté de préparer ces différents organes en essayant de leur faire rendre la plus grande quantité de principes actifs pour pouvoir les administrer sous le plus petit volume possible. C'est là l'avenir des méthodes opothérapiques et pour cela nous avons essayé de solubiliser les glandes par digestion artificielle. Nous commençons à dégraisser la peau et à la laver au savon dans l'eau tiède, puis dans l'eau froide, puis enfin nous la passons dans une solution chlorurée à 7 p. 1000, nous lui faisons subir le broyage aussi fin que possible en présence de sable stérilisé.

Nous employons 1 kilo d'organe broyé que nous mettons à digérer dans un matras renfermant 5 litres d'eau distillée acidulée à 10 p. 1000 d'acide chlorhydrique, nous y ajoutons 10 grammes de pepsine (titre 100). Le vase est ensuite plongé dans un bain-marie à 52°. Au bout de 10 heures de digestion, nous filtrons ce liquide, nous le neutralisons par du carbonate de soude, et nous évaporons dans le vide au bain-marie.

Nous obtenons une masse sirupeuse qu'on peut étaler en couches minces dans une cuvette en porcelaine peu profonde stérilisée. On les porte à l'étuve et on concentre à une température de 40 à 45° jusqu'à dessiccation complète. Au bout de 24 heures, cette dessiccation est généralement terminée. Nous obtenons un extrait pepsique en paillettes de couleur jaune, un extrait salé et une préparation agréable au goût. Le rendement est de 9 à 10 p. 100. On peut également employer la formule suivante :

```
Organe. . .   200 grammes
Eau. . . . .  300      »
Pepsine . .     3      »
HCl. . . . .  0 gr. 90
```

Avec cette formule, la préparation représente en poids le dixième de celui des organes traités. Ces paillettes porphyrisées peuvent être utilisées pour la fabrication de pilules ou tablettes. C'est une poudre jaune doré résistant à la chaleur, soluble dans l'eau glycérinée avec toutes les propriétés de la glande entière et se conservant facilement si on la soumet à l'abri de l'humidité.

Extraits dermiques pancréatiques.

Le même procédé que précédemment. Les doses d'organe digestif, de pancréatine, varient de 10 au lieu de 20 ; on opère en milieu alcalin au lieu d'opérer en milieu acide, le rendement est un peu plus considérable.

Nous prenons cinq parties de peau broyée stérilisée que nous portons à digérer dans l'étuve avec deux parties de pancréatine. Nous neutralisons avec une solution de carbonate de soude à 3 p. 100, nous faisons concentrer dans le vide ou au bain-marie.

Les paillettes obtenues sont d'un jaune clair, le rendement est de 20 p. 100. Ce produit est lui aussi soluble dans l'eau.

Extraits dermiques papaïniques.

Avec la papaïne pure le rendement est encore plus grand. Comme toujours la peau est lavée au savon dans l'eau tiède, dégraissée et débarrassée de ses poils, lavée en trois eaux froides, relavée à l'eau chlorurée à 7 p. 1000 et reçue dans un vase stérilisé ; on ajoute 5 litres d'eau alcalinisée à 5 p. 1000 de bi-carbonate de soude. A 5 parties d'organe, nous ajoutons seulement une partie de ferment digestif de papaïtine (ou papaïne pure). Le vase est plongé dans un bain-marie à 50°. Au bout de 6 heures on filtre les liqueurs avec soin, on les recueille dans des cuvettes peu profondes et l'on concentre à une température de 40° à 50° jusqu'à dessiccation complète. Le produit étalé sur des plaques de verre donne des paillettes plus claires à odeur agréable, très solubles dans l'eau et qui, une fois stérilisées par la chaleur, peuvent être injectées par la voie hypodermique. Cet extrait papaïnique représente en poids 21 p. 100 d'organes frais.

N. B. — Dans n'importe quel cas, on ne doit pas dépasser 50° pour ne pas coaguler les substances protéiques, ni détruire les ferments solubles auxquels les organes peuvent devoir leur activité thérapeutique.

VII

Sirop dermique.

Préparation du sirop dermique.

Nous avons tout d'abord tenté d'utiliser comme dissolvant des principes cutanés, l'eau qui est l'élément ordinaire pris pour ces genres d'opération.

On prend 1 kilog. de peau fraîche et coupée, on la pulpe avec du sucre en morceaux dans un mortier, on l'épuise en plusieurs fois par macération et décantation au moyen de 975 centimètres cubes d'eau distillée, on porte le tout au bain-marie à 40°, on filtre au bout de 12 heures en ajoutant 850 gr. de sucre en poudre. Lorsque la dissolution est complète, on filtre à nouveau en lieu frais sur du papier et on met le filtratum dans des flacons de grès secs et stérilisés pour éviter toute altération; le sucre joue ici à la fois le rôle de dissolvant et d'antiseptique comme la glycérine dans la préparation des extraits.

La solution aqueuse ne nous a pas semblé nous donner tout le rendement qu'on pouvait attendre, nous nous sommes alors adressé à un autre dissolvant, la glycérine, qui ne gêne en rien la qualité et la pureté de la préparation.

Nous aurions pu employer la macération glycérique qui nous servait pour nos extraits en y ajoutant quantité suffisante d'un sirop bien cuit en aromatisant et mélangeant.

Voici comment nous avons procédé :

Dans un mortier en porcelaine, nous mettons : 1 kilog. de peau hachée, nous y ajoutons par petites portions les trois quarts ou la demie du sucre en morceaux nécessaire à notre sirop. A l'aide d'un pilon, nous le concassons fortement, jusqu'à réduction le plus fin possible. Nous ajoutons à cette bouillie un quart de glycérine pure dans le but de dissoudre les éléments que le sucre n'a pu atteindre et avec la quantité restante du sucre, nous faisons un sirop suivant les indications du Codex. Nous filtrons, stérilisons et aromatisons avec 5 grammes d'eau de laurier cerise et 15 grammes d'eau de fleurs d'oranger.

Une cuillerée à bouche représente 15 grammes de l'organe frais.

Œnolé d'extrait dermique.

Titre 0 gr. 40 d'organe frais par cuillerée à bouche.

Dans un mortier flambé, on pulvérise 25 gr. d'acide tartrique, on ajoute 5 gr. de pepsine extractive et on délaie dans de l'eau distillée dont le volume ne doit pas dépasser 1.000 cent. cubes. D'autre part, on soumet au hache-viande stérilisé 200 gr. de peau, on ajoute cette bouillie au liquide tartro-pepsique, on l'agite et on laisse digérer 24 heures, en remuant de temps en temps, à une température ne dépassant pas 42° pour éviter la coagulation des albuminoïdes. On filtre.

Pour vérifier si la peptonisation est complète, on ajoute au liquide quelques gouttes d'acide azotique. Dans ce cas, il ne devra pas avoir de coagulum. On filtre et on sature par du bi-carbonate de potasse. On sépare par une nouvelle filtration le nouveau dépôt de crème de tartre, on évapore dans le vide ou au bain-marie, sans dépasser la température de 45°, jusqu'à consistance sirupeuse. On mélange à 7 litres 1/2 d'un vin pesant 10° (Banyuls, Lunel ou autre), l'on filtre à nouveau après 48 heures, pour éviter un dépôt de crème de tartre.

La voie cutanée.

Cette voie pourrait être plutôt comprise dans la voie hypodermique dont elle n'est qu'une forme.

Comme le remarque Manquat (1), la question de l'absorption

_____

(1) Manquat, *Les injections intra-veineuses*, p. 171.

des médicaments par la peau saine tire son importance de la tendance générale que l'on a aujourd'hui d'éviter les inconvénients qui résultent pour l'estomac de l'ingestion des médicaments, de la pratique populaire d'appliquer sur la peau (à cause des nombreuses glandes pileuses qu'elle contient) un très grand nombre de substances médicamenteuses.

Nous ne nous occuperons pas de la méthode endermique et de la méthode ectodermique qui sont de plus en plus abandonnées.

Pour répondre toutefois aux besoins de cette voie d'introduction, nous avons préparé une gelée d'agar à l'extrait dermique.

Gelée d'agar à l'extrait dermique.

Certains dermatologistes nous ayant manifesté l'intention de faire agir les extraits dermiques par simple application sur des peaux malades (dans les ulcères variqueux, brûlures, etc), nous leur avons fourni une forme médicamenteuse d'application facile, sans chauffage préalable, sans l'intervention d'aucun pansement supplémentaire.

Préparation de la gelée. — On commence par dissoudre à chaud 1 gramme de gélose dans 100 grammes d'eau distillée bouillie. On laisse reposer jusqu'à ce que cette solution marque 40° et on y suspend, par agitation et par fractions successives, 20 grammes d'extrait pepsique ou papaïnique dermique pulvérisé, jusqu'à complet refroidissement.

On obtient une préparation semi-solide à aspect gélatineux mais assez liquide pour qu'on puisse facilement écraser quelques fragments de cette gelée sur les parties à traiter qui sont ainsi recouvertes d'un enduit qui sèche vite.

L'avantage de cette préparation, c'est d'obtenir une gelée nullement rétractile, inconvénient de toutes celles qui sont à base de gélatine.

Autre mode opératoire. — On prend 10 grammes de gélose pure et sèche qu'on laisse en contact avec 1.000 grammes d'eau distillée pendant une demi-heure à la température ambiante. On porte à l'ébullition pour dissoudre, on filtre à l'entonnoir et on reçoit la quantité de solution prescrite dans un pot stérilisé. Quand la température de la solution ne marque plus que 35°, on ajoute ou plutôt on mêle par agitation à l'aide d'une baguette de verre la poudre dermique jusqu'à ce que la préparation soit bien homogène et on porte le tout dans un endroit frais. Le choix du véhicule est de la plus grande importance.

Il faut prendre une gélatine végétale très pure que certaines maisons préparent pour la bactériologie, car la gélatine du commerce donne une préparation jaunâtre d'un aspect trouble. On fait dissoudre cette gélatine dans un liquide isotonique au bain-marie, puis on filtre la dissolution avec un entonnoir à filtrations chaudes.

La voie hypodermique.

La voie hypodermique ou sous-cutanée est la troisième voie d'introduction des médicaments que nous devons envisager. C'est la méthode de prédilection prônée par le rénovateur de l'opothérapie, par Brown-Séquard, qui n'employait que l'injection hypodermique.

De nos jours, elle a acquis une importance capitale. Elle est basée sur ce que le tissu musculaire absorbe très rapidement les solutions médicamenteuses.

Cette méthode s'est aussi généralisée depuis la découverte de la seringue de Pravaz. Elle permet l'introduction sous la peau de médicaments actifs qui sont immédiatement entraînés dans le torrent circulatoire. Les avantages de ce mode d'administration sont nombreux : rapidité d'absorption et d'action, précision du dosage, intégrité du médicament qui est ainsi soustrait aux modifications que pourraient lui faire subir les milieux gastro-intestinaux.

Ce sont là des avantages qui, chaque fois qu'elle est possible, doivent faire préférer cette voie d'introduction médicamenteuse à toute autre. Ajoutons aussi qu'elle permet de respecter les voies digestives dans certaines affections aiguës ou chroniques,

où la première règle du traitement est de ménager l'estomac
ou les intestins.

Nous avons préparé dans ce but des ampoules d'extrait dermique, injectables, stérilisées selon les méthodes décrites ci-
après.

Asepsie et antisepsie des extraits dermiques.

Nous nous sommes d'abord adressé à la chaleur.

Les extraits ont été mis à l'autoclave et chauffés à 50° environ
à diverses reprises, en séparant les tours de chauffe par un
intervalle de plusieurs jours pour permettre aux spores non
tuées par le premier chauffage de se développer afin de les tuer
au chauffage suivant.

Il résulte de ces essais que les ensemencements sur gélose
n'ont pas donné de culture ; par contre, nous craignons d'avoir
détruit par la chaleur le principe actif des glandes, les albumines, nucléo-albumines, matières protéiques, les ferments, etc.

Nous avons ensuite broyé la peau avec du sable stérilisé et
l'avons mise en macération dans de l'eau bouillie et froide.
Nous acidulons et aseptisons à la fois ce macéré en ajoutant de
l'acide chlorhydrique, en laissant digérer et en neutralisant par
de la lessive de soude ; nous obtenons ainsi une solution chlo-
ruro-sodique.

Après neutralisation, nous laissons déposer plusieurs jours,
nous décantons et nous filtrons aseptiquement. Avec ce procédé,
nous avons obtenu des cultures. Restent les antiseptiques à
ajouter au liquide. Outre que l'on ne sait plus alors la part qui
revient à l'extrait par ce procédé, Brown-Séquard (1) l'a con-
damné en disant : « L'addition d'antiseptiques à des extraits
» organiques a pour effet d'atténuer leurs propriétés spécifiques
» à part la *glycérine* et l'*acide carbonique* ». Aussi est-ce à cette
dernière méthode que nous nous sommes rallié.

Ajoutons aussi que la fraîcheur du liquide a une impor-

---

(1) Brown-Séquard, *Bull. de l'Acad. de médecine,* 1893, p. 49.

tance considérable au point de vue des bons effets que l'on en attend.

Filtration.

La plus simple des filtrations pour les produits organiques est assurément celle préconisée par Gley : filtrage sur papier Laurent stérilisé, ou coton de verre.

Le rendement est plus grand qu'avec les autres procédés, le liquide obtenu plus actif, mais aussi plus irritant.

Kitasato avait imaginé, pour la filtration des liquides organiques, un appareil composé d'un récipient conique à large base. A la partie supérieure, le goulot recevait une bague de caoutchouc permettant de fixer une bougie d'alumine qui se trouvait ainsi suspendue à l'intérieur du récipient. Cette bougie d'alumine était creuse et n'avait d'ouverture qu'à sa partie supérieure, on y introduisait le liquide par un entonnoir à boule.

Le récipient portait une tubulure latérale par laquelle on le mettait en communication avec une pompe aspirante et foulante. L'appareil ayant été stérilisé à l'autoclave, on versait la solution à filtrer dans la bougie. Pour activer la filtration, on faisait le vide dans le récipient au moyen de la pompe.

Mais le rendement était faible et peu rapide, malgré l'emploi de la bougie Chamberland, une pression de 5 ou 6 atmosphères était insuffisante pour activer la filtration du liquide.

Brown-Séquard stérilisait par filtration, à la bougie d'alumine gélatineuse, les extraits glycérinés et autres obtenus par la macération, préalablement filtrés sur papier.

Aujourd'hui, pour activer cette filtration, on utilise la pression d'un gaz considéré physiologiquement comme étant inerte pour tous les liquides organiques. On peut facilement se procurer ce gaz à des prix minimes dans des tubes où il est comprimé : l'acide carbonique.

Faisons également une autre remarque concernant la rapidité de filtration du liquide. Puérile au premier abord, on s'apercevra qu'elle est de la plus haute importance surtout en opothérapie, où, pour de nombreuses raisons, il faut « aller vite (1) et ne pas perdre une heure ». La première macération, glycérique ou autre, si on la portait ainsi sur le filtre, en retarderait la filtration. On la débarrasse donc des matières solides ou insolubles en suspension.

Pour cela, on fait subir à ce macéré une première filtration à travers une peau de chamois ou un linge à mailles fines, de batiste, par exemple. On jette le liquide sur un filtre Laurent n° 8 qu'on a auparavant lavé à l'eau bouillante.

Ce léger détail opératoire, négligeable peut-être, a tout de même son importance; il active la filtration. Or, on sait que plus les préparations organiques sont soustraites au contact de l'air (il y a èn effet dans les sucs animaux surtout des albuminoïdes qui s'insolubilisent rapidement au contact de l'air, dit P. Carles), plus elles ont de chances de fournir des résultats thérapeutiques certains. Un autre moyen pour hâter la première filtration au papier consiste à chauffer préalablement le liquide à 35° sans dépasser cette température. On supprime ainsi par la chaleur sa viscosité. On peut enfin activer cette filtration soit à l'aide d'une pompe à vide, soit par une pression des mains aseptisées sur cette poche.

On recueille dans des vases stérilisés. Si le liquide est imparfaitement filtré ou s'il l'est très soigneusement mais en revanche recueilli dans un récipient mal purifié, il arrivera que ce liquide, brassé au milieu de germes plus ou moins septiques, sera injecté sous la peau d'un malade et un abcès ne se fera pas attendre. L'accident sera bénin ou grave. S'il n'est que bénin, l'injection n'en aura pas moins entraîné de la douleur et le malade peut par cela même se dégoûter d'une médication qui pouvait avoir pour lui les plus heureuses conséquences.

On met ensuite ce liquide dans l'appareil de d'Arsonval en lui faisant subir une pression de 60 atmosphères et même de 90 suivant la température ambiante.

Nous ne décrirons pas cet appareil. Disons seulement que la

---

(1) P. Carles, *Bull. de la Société de pharmacie de Bordeaux*, déc. 1903.

bougie de Chamberland ne peut résister à une telle pression et
que l'on doit employer celle de Pasteur plus grosse et plus
forte et aussi plus facilement stérilisable par la flamme. On verse
le liquide à filtrer dans le tube, on visse l'écrou supérieur et on
place à l'autre extrémité des vases stérilisés pour recueillir le
filtrat. On raccorde l'appareil à un réservoir de gaz compresseur
qui arrive graduellement sur le liquide, le presse fortement et
l'oblige à passer à travers la bougie.

Cette opération, qui pouvait demander quelquefois 24 heures,
se trouve réalisée en 2 heures au maximum, suivant la pression
exercée. Cette filtration a assurément l'avantage de détruire les
micro-organismes et le liquide ainsi obtenu se conserve fort
longtemps.

La pression de ce gaz, grâce à son contact pouvait stériliser
la préparation en même temps qu'il en activait la filtration. Il
restait à savoir s'il respectait tous les ferments solubles et les
matières albuminoïdes. Avec M. Carles (1), nous avons essayé
de prouver qu'il n'en était rien et « qu'au lieu d'agir comme
» bactéricide ou comme antiseptique, il altérait la composition
» du produit. Si on prend la plus vulgaire et la plus connue des
» albumines, le blanc d'œuf de poule, qu'après l'avoir battu en
» neige on le délaie dans 600 parties d'eau distillée et qu'on
» filtre, on obtient bientôt une solution limpide qui est formée
» principalement par de l'albuminate ou mieux des albuminates
» de soude. Si on l'introduit dans un siphon à sparklets à sou-
» pape et qu'on y fasse arriver le contenu d'un premier sparklet,
» on s'aperçoit à la minute que le liquide louchit de plus en
» plus. Après trois heures d'attente le liquide s'est clarifié, mais
il s'est formé un abondant dépôt de minuscules débris poussié-
reux d'albumine insoluble. A ce moment la pression s'est fixée à
5 atmosphères environ. Si on filtre rapidement cette solution et
si sur elle on fait agir de nouveaux sparklets de façon à fixer la
pression à 10 atmosphères, le trouble primitif se rétablit moins,

(1) P. Carles, *Bulletin de la Société de pharmacie de Bordeaux*, 1904.

mais il se reprécipite de nouvelles albumines qui cette fois prennent l'aspect de longs filaments.

Or, qu'arriverait-il, si on montait ainsi progressivement à 50 atmosphères, qui est la pression couramment usitée dans les laboratoires d'opothérapie et même si on atteignait celle de 95 atmosphères, pression qui a été proposée et même employée ? Il est probable qu'il se produirait des décompositions chimiques imprévues en rapport avec le degré d'acidité du milieu et dont la valeur thérapeutique du remède albuminoïde pourrait bien faire les frais.

En tout état de choses, ceci démontre que le gaz carbonique sous pression décompose progressivement le blanc d'œuf, de telle sorte que si après l'intervention d'une série de sparklets et en conservant leur pression, on avait filtré chaque fois, on aurait sélectionné l'albumine d'œuf en une série d'albumines isomères de propriétés différentes.

En présence de tous ces faits, il faut se souvenir qu'entre la composition chimique du blanc d'œuf et celle des sucs d'organes animaux, il y a de grandes ressemblances chimiques. Il faudra noter que, là aussi, il y a des albuminates, des sels alcalins et des sels ferreux à acides bien faibles que l'acide carbonique sous pression décompose toujours plus ou moins.

Voilà qui peut expliquer son action nuisible sur les sucs opothérapiques et donner peut-être aussi la clef de son irrégularité bactéricide avec différents opothérapeutes.

Si on a donc besoin d'un gaz compresseur, pour la préparation des sucs animaux, il faut nécessairement remplacer le gaz carbonique par un autre bien neutre et moins soluble tel que l'azote ou l'hydrogène.

Ainsi préparées, nous avons fait des ensemencements de ces solutions sur gélose sans obtenir de cultures.

Stérilisation des extraits et préparation des ampoules.

La stérilisation consiste donc à priver un liquide des germes qui le souillent, à le rendre aseptique. Cette condition est capi-

tale dans la préparation des liquides destinés à être injectés.
Pour éviter l'emploi de la bougie d'alumine qui retient certains
corps colloïdaux, certains principes et laisse passer un liquide
moins actif, nous avons usé de la stérilisation à l'autoclave
directement sous pression d'hydrogène.

Du reste, les résultats obtenus avec les liquides à l'autoclave
sont tout autres que ceux que donnent les sucs passés à travers
l'alumine. La stérilisation est ainsi obtenue sans arrêter aucun
principe dissous dans le liquide extractif.

Cet avantage est d'autant plus utile pour la préparation des
liquides injectables que la plus petite altération peut amener des
phénomènes graves aussitôt l'injection faite.

Voici comment nous procédons :

Préparation du liquide. — La peau prélevée aussi aseptiquement que possible est divisée avec des ciseaux flambés ou avec
le hachoir stérilisé, en petits fragments. On met à digérer cette
bouillie avec trois fois son poids de glycérine à 28° pendant
24 heures.

La glycérine s'empare de tous les éléments figurés, absorbe
l'eau et les substances solubles du tissu.

Nous n'avons pas à discuter l'emploi de la glycérine, nous
nous avons assez longuement énuméré ses avantages, parlons
un peu de ses inconvénients.

La glycérine est toxique ingérée sous la peau.

Dans une série d'expériences, MM. Abeylous et Biarnès, de
Toulouse, ont montré que c'était un excitant médullaire considérable déterminant chez la grenouille et le cobaye des accidents tétaniformes et fréquemment aussi des hématuries.

Une injection de glycérine pure provoque une douleur intense
chez le malade suivie de démangeaisons et de brûlures. Aussi
Brown-Séquard, dans ses premiers essais, recommandait-il
d'étendre le liquide injecté, au moment du besoin, de partie
égale d'eau bouillie. En ajoutant en même temps que la macération de l'eau à la peau réduite en bouillie, nous permettrons
une filtration plus rapide et nous éviterons en même temps les
congestions, les lymphangites, déterminées par nos extraits.
Les solutions sont d'un titre rigoureux et toujours identiques.

Ce n'était pas encore suffisant; d'Arsonval eut l'idée de préparer les liquides avec de l'eau salée; depuis, tous les produits
injectables sont obtenus ainsi.

Comment agit le sel, nous dit Bra, dans sa « Thérapeutique
des tissus »? On ne le sait pas exactement. Toujours est-il que
par son action sur les terminaisons nerveuses, il supprime en
grande partie la douleur, il empêche les congestions et les lymphangites et enlève au liquide et à la glycérine leur action irri-
tante. Il permet, ce qui n'était pas possible auparavant, de préparer des solutions beaucoup plus concentrées et, partant, plus
actives.

Au bout de 24 heures de macération, nous ajoutons à deux
fois le volume de glycérine employée de l'eau distillée contenant 10 p. 1000 de sel marin.

Le liquide ainsi obtenu, on le filtre à travers un linge fin ou
au papier Laurent stérilisé. On soumet le liquide filtré à la stérilisation par pression à l'autoclave pendant deux heures : il
subit donc ainsi la double stérilisation.

L'autoclave se compose d'un récipient en cuivre d'un dia-
mètre de 10 à 15 centimètres fermé à sa partie supérieure par
un épais couvercle en bronze maintenu par un écrou. Ce couvercle porte un manomètre, un robinet d'échappement et un
tube muni d'un raccord qui permet de le relier à la bouteille du
gaz compresseur. On enlève le couvercle, on place dans l'intérieur de l'appareil les flacons renfermant le liquide à stériliser,
et pour éviter toute altération, lorsqu'on les transporte hors de
l'appareil, on les bouche avec un tampon de coton hydrophile.
On revisse le couvercle et l'on donne la pression de gaz. On
peut amener cette pression jusqu'à 50 atmosphères et plus,
comme nous l'avons déjà dit.

Au bout de deux heures, on est certain d'avoir tué tous les
micro-organismes qu'on a l'habitude de rencontrer dans les
tissus normaux.

Nous n'avons pas obtenu de culture sur gélose avec un
liquide dermique préparé ainsi.

« Cette stérilisation à basse température est donc aussi éner-
gique que le chauffage à 140° dit M. d'Arsonval » (1).

L'autoclave, comme on le voit, est en somme un stérilisateur
dans lequel la bougie est remplacée par une pression de gaz
plus considérable et une élévation de température ne dépassant
pas 40 ou 45 degrés.

Une fois le liquide dans les vases stérilisés, on le porte à
l'étuve à 35° pendant 48 heures, pour voir s'il ne trouble pas.

S'il devient trouble, c'est l'indice de quelque culture, et il
faut rejeter ce liquide.

L'étuve a comme action sur le suc dermique de le faire un
peu foncer : il n'y a pas lieu de tenir compte de ce changement
de couleur qui n'altère en rien ses qualités, comme l'expérience
nous l'a prouvé, car les injections pratiquées sur les animaux
n'ont amené aucun accident.

Préparation des ampoules.

Malgré toutes les précautions d'asepsie, le liquide ainsi mis
en flacon pouvait s'altérer. Etant obligé de déboucher ce flacon
à chaque injection, on s'exposait à en altérer le contenu et à y
faire entrer des germes extérieurs. De plus, on était obligé
d'ajouter, au moment du besoin, de l'eau distillée bouillie pour
étendre la préparation glycérinée. C'était une opération fasti-
dieuse et jamais bien sûre pour le médecin, car l'eau varie de
maison à maison. C'est pour répondre à ces besoins que la
thérapeutique s'est enrichie d'une nouvelle forme pharmaceutique, devenue depuis la forme privilégiée de la méthode
organothérapique et de bien d'autres par la suite.

« En plus de la commodité, les ampoules fermées à la lampe,
nous dit M. Dujardin-Baumetz, présentent le grand avantage
que suffisantes pour une injection elles évitent l'altération du
liquide » (2).

---

(1) D'Arsonval, *Arch. physiol., norm. et pathol.*, 1892, IV, 374.
(2) Dujardin-Baumetz, *Cours de thérapeutique*, 421.

Pour éviter la douleur de l'injection, provenant de la glycérine, Brown-Séquard recommandait l'addition, au moment même du besoin, de deux fois le volume d'eau bouillie. Aujourd'hui on prépare les solutions organiques par addition d'eau salée. En même temps que sédatif, ce produit joue le rôle d'antiseptique léger, d'antiputride avec l'extrême qualité de faciliter l'absorption du liquide.

Nous avons employé la formule suivante :

Tissu dermique réduit en bouillie. . . . . 1 kilogr.
Glycérine neutre à 30° . . . . 1.200 gr.
Eau salée à 5 p. 1000 . . . . 500 gr.

Nous filtrons rapidement sur batiste aseptisée, nous stérilisons par un séjour de 4 heures à l'autoclave sous pression de 60 atmosphères.

Nous obtenons un liquide jaune clair que nous recevons dans un matras stérilisé et que nous versons dans une cuve en cristal flambée.

Au préalable nous avons pris un paquet d'ampoules lavées à la solution de perborate et ensuite à l'eau bouillie. Nous les avons mises égoutter sur un papier filtre stérilisé et les avons portées dans un four Pasteur, ainsi que la cuve en cristal à 150° pendant 20 minutes.

Ces ampoules doivent être faites d'un verre rigoureusement exempt de plomb. Il y aurait danger à se servir de verre plombique, car sous le double effet de la température et de la pression et en présence du chlorure de sodium, le verre serait décomposé. Il se formerait un chlorure de plomb toxique.

Il faut avoir soin de mettre dans la cuve du liquide un peu en excès, de façon que la pointe de l'ampoule soit toujours noyée par la solution et que l'air ne puisse rentrer dans l'ampoule. On plonge alors ce paquet d'ampoules dans le vase renfermant le liquide dermique, on recouvre le tout d'une cloche à renverse imprégnée intérieurement de liqueur de Van Swieten, on lute avec de la cire paraffinée ou de la vaseline et on fait le vide progressivement.

Quand le vide est parfait, on ouvre méthodiquement le robinet de la cloche pour y faire rentrer l'air et le liquide monte lentement dans les ampoules qui se remplissent.

On les bouche aussitôt très rapidement à la soufflerie après avoir chassé le liquide qui se trouvait à l'extrémité capillaire. L'ampoule est prête pour faire l'injection.

Lorsqu'on ne devra pas se servir des ampoules immédiatement ou qu'on en préparera une certaine quantité, il est bon, pour leur conserver toutes leurs propriétés, de les placer en lieu frais à l'abri de la lumière. En observant toutes ces précautions, nous avons pu conserver pendant des mois entiers, même en été, des ampoules d'extrait dermique, sans constater aucun changement dans la coloration, la limpidité et les propriétés.

Quant à la dose à employer, il n'est pas de notre ressort de la rechercher. Comme le fait remarquer Brown-Séquart : « C'est le médecin qui fait les injections qui doit la trouver pour chaque individu ».

Ce que nous pouvons dire, c'est qu'il est d'usage, pour éviter les inconvénients inhérents à ce mode opératoire, d'observer une asepsie rigoureuse et indispensable.

Les mains de l'opérateur sont aseptisées par un lavage à l'eau phéniquée, à la liqueur de Van Swieten ou mieux au perborate de soude pour ne pas changer l'antiseptique dont nous avons constamment parlé au cours de ce présent travail.

La seringue, démontée si possible, est mise dans l'eau froide que l'on porte à l'ébullition maintenue pendant 4 ou 5 minutes.

L'aiguille est flambée avant chaque piqûre.

Le point de la peau où se fait la piqûre est lavé à l'eau savonneuse tiède et essuyée, en passant ensuite un tampon de ouate hydrophile imbibé soit de Van Swieten ou de solution perborosodique.

La piqûre se fait de préférence sous les omoplates, aux fesses, aux flancs, à la partie externe des cuisses, en un mot là où le tissu est lâche et pauvre en filets nerveux. L'injection doit être poussée très lentement pour ne pas dilacérer les tissus et provoquer des ecchymoses. Eviter qu'il se forme une ampoule, qui, soulevant les tissus, oblitère les petites vésicules, comprime les filets nerveux, accidents d'induration qui dégénèrent quelque fois en véritables phlegmons. Il est bon de faire suivre l'injection d'un massage de la partie piquée « aussi lent que méthodique » pour faire absorber le liquide plus rapidement.

On peut recevoir directement le liquide dans la seringue ou le verser dans un vase aseptisé, cuillère, verre de montre pour le puiser ensuite avec la seringue.

Propriétés physiques et chimiques du suc dermique.

Préparé suivant les méthodes que nous venons d'exposer, le suc dermique glycériné est jaune brun, tandis que le suc aqueux est jaune clair.

Cette différence de teinte provient sans doute de la richesse en principes actifs. Elle varie également suivant que l'on a employé pour la filtration une bougie neuve ou ayant déjà servi, dans le premier cas, le produit est plus foncé. Soumis à la chaleur, pour juger de sa parfaite préparation, il foncera au fur et à mesure qu'on élèvera la température et prendra une teinte plus brune en l'exposant à la lumière solaire.

Le suc glycériné se conserve assez longtemps sans subir d'altérations. Nous en avons conservé plusieurs flacons en été, sans qu'ils présentent la moindre odeur et sans que sa composition soit altérée comme l'ont démontré nos ensemencements sur gélose.

Le suc aqueux, au contraire, bien que mis dans des vases stérilisés, bouchés, à l'abri de la chaleur et de la lumière, s'altère au bout de quelques mois et possède une très légère odeur de farine fermentée. Il trouble et perd un peu de sa couleur jaune, des particules se déposent au fond du vase. Mis en ampoules, nous n'avons jamais remarqué la plus petite altération.

La consistance est visqueuse pour le suc glycériné et limpide pour le suc aqueux. Par agitation la mousse est plus abondante et plus persistante chez le second.

La saveur est sucrée et rappelle le goût de brûlé plus ou moins fortement, le suc aqueux a un goût moins prononcé.

Nous avions pensé un instant faire une analyse chimique et organique, M. Denigès nous a détourné de cette intention en s'appuyant sur ce fait que pour le sérum un chimiste parviendra assurément à déceler les matières minérales, les substances organiques, mais il existe cependant quelque chose de plus, nous disait-il ; quel est ce quelque chose ? On l'ignore. Pourtant on ne peut nier l'action du sérum. Il en est de même pour le suc dermique comme pour toutes les préparations opothérapiques. En plus de l'action curative et bienfaisante, dont l'analyse ne peut rendre un compte exact, il y a plus qu'une influence organique, il y a le « *quod divinum* » des anciens, il y a l'influence opothérapique inhérente à toute sécrétion glandulaire vivante.

Principes spécifiques des produits dermiques.

Pour expliquer l'effet des agents opothérapiques, on a dit qu'ils étaient dus à un principe actif contenu dans les organes.

La connaissance des ferments spécifiques de chaque glande en particulier serait évidemment désirable tant au point de vue de la physiologie générale qu'au point de vue des applications pratiques de l'opothérapie ; malheureusement les substances isolées jusqu'ici ne semblent pas représenter l'efficacité de l'extrait total des organes dont elles sont retirées et il est à présumer que les combinaisons naturelles possèdent des propriétés physiologiques et thérapeutiques plus puissantes que les composés chimiques qui en dérivent.

Pour Poehl, l'activité de tous les extraits organiques serait due à la spermine. Théorie séduisante qui permettrait de relier à un même processus bio-chimique la genèse de la défense de l'organisme par les tissus, mais théorie contestée dans son principe même, comme dans ses applications. Les extraits dermiques donnent les réactions des oxydases, c'est certain, mais est-ce à dire pour cela qu'ils renferment de la spermine et ne doit-on pas voir plutôt là la présence de nucléine et nucléo-albumines ? Mieux vaut dire avec Ar. Gautier :

« L'activité des extraits tient à trois ordres de substances contenues dans les secrétions et sucs des diverses glandes :

1° Matières protéiques en partie peptonisées;

2° Corps amidés ou alcaloïdiques, témoins d'une digestion cellulaire plus avancée;

3° Ferments spécifiques sécrétés par les cellules propres à chaque glande ».

La peau étant une glande active et à sécrétion interne au même titre que le corps thyroïde, le rein..., comme l'a démontré le Dr Delaunay, on se demandera sans doute pourquoi, ne suivant pas en cela nos devanciers, nous n'avons pas essayé de découvrir et d'isoler de cette glande le ou les principes actifs puisque pour d'autres glandes de la même catégorie cela a été fait par bon nombre de thérapeutes ou de pharmacologistes.

Nous répondrons avec Wormser que ces principes ne sauraient remplacer l'ensemble, la substance totale de la glande, ce qui laisse supposer que d'autres corps utiles, encore indéterminés, entrent en jeu.

Au reste, ne retrouve-t-on pas dans le règne végétal des exemples semblables? Comment expliquer que l'absorption d'une plante toute entière produise plus d'effets (feuilles de digitale et digitaline) que les principes actifs ou les alcaloïdes qui en dérivent?

C'est là un fait indéniable, mais que la science jusqu'à présent n'a pu parvenir à expliquer. Il y a longtemps que Pasteur, par l'étude des phénomènes de polarisation, a démontré que les substances élaborées par la plante présentent des propriétés physiques différentes de celles des produits de la synthèse chimique. Il paraît en être de même des substances fabriquées par la cellule animale.

Comme le disait excellemment M. le professeur Massé, au Congrès de Montpellier : « L'organe en nature, l'extrait total d'un organe frais, introduisent dans l'économie, en même temps que l'agent spécifique, sans doute d'autres ferments communs, ils apportent aussi d'autres substances organisées contenant des principes chimiques dont l'ancienne thérapeutique avait reconnu

l'efficacité, déjà assimilées et par suite plus facilement assimila-
bles, plus actives ».

Le discrédit dans lequel tombent les uns après les autres les
soi-disant agents spécifiques retirés des diverses glandes, depuis
l'origine de l'opothérapie semble venir à l'appui de ces conclu-
sious. Aussi, pour toutes ces raisons, avons-nous reculé de
chercher à isoler le ou les principes actifs contenus dans les
sécrétions des glandes cutanées, nous avons préféré nous en
tenir à l'extrait dermique glandulaire qui renferme la totalité
des principes de la glande.

VIII

Expérimentation sur la toxicité des sucs dermiques.

Après avoir expliqué nos différents modes opératoires, une première question, capitale, se pose.

Peut-on injecter sans crainte une dose quelconque de suc dermique ou y a-t-il une limite à l'injection ?

En un mot l'extrait dermique est-il doué de toxicité ?

Pour répondre à cette question, nous avons institué l'expérience suivante portant sur deux points principaux, l'état général et la température.

La méthode hypodermique offrant beaucoup de sûreté et étant assez rapide, c'est elle que nous avons choisie comme voie d'administration et comme voie d'absorption. Nous nous sommes appliqué à obtenir un produit se rapprochant le plus possible de l'état naturel en n'y ajoutant aucune substance étrangère.

Nous avons préparé : 1° un *extrait aqueux* en faisant macérer la peau finement divisée dans de l'eau stérilisée pendant deux heures en agitant et en filtrant à travers un linge.

On exprime et le filtratum, mis dans l'autoclave d'Arsonval muni de la bougie Chamberlant, est soumis à la pression de 10 atmosphères.

Le liquide est alors prêt pour l'injection.

Nous avons de même préparé : 2° un *extrait glycériné* pour nous rendre compte de la différence d'action pouvant exister entre ces différents sucs.

Expérience I

Nous nous sommes adressé à un cobaye du poids de 520 gr., nous lui avons rasé les poils sous la peau du ventre, sur une certaine longueur et en plusieurs endroits. Nous avons aseptisé la peau à l'aide de la liqueur de Van Swieten et avec une seringue de Pravaz stérilisée à l'eau bouillante pendant un quart d'heure et munie d'une aiguille en platine iridiée, flambée, nous lui avons injecté en l'espace de 20 minutes, en quatre piqûres successives, 20 cc. de suc dermique glycériné (dose moyenne de tout extrait organique par rapport au poids de l'animal).

Les injections ont été faites lentement. De temps en temps l'animal poussait de petits cris plaintifs et essayait de mordre l'opérateur.

Nous avons toujours observé la plus minutieuse asepsie et n'avons jamais remarqué d'abcès, d'empâtement. Aussitôt mis en cage l'animal se léchait, ce qui prouve encore que le liquide n'a rien de désagréable.

La boule du liquide se résorbait facilement.

La température rectale de l'animal, qui était de 37°8 au moment de l'expérience, passa à 38°5 deux heures après.

L'animal ayant été piqué dans l'après-midi est retrouvé le lendemain matin dans le même état qu'au début de l'expérience. Il ne meurt qu'au bout de la vingt-troisième heure, et on le trouve dans sa cage contracturé et raidi. Cette première expérience ne nous montre pas suffisamment si l'extrait employé est seul toxique, car nous étant adressé au suc glycériné dans lequel la glycérine agit comme dissolvant, il ne faut pas oublier que ce corps a des propriétés toxiques, d'où la nécessité de rechercher dans l'effet produit la part de toxicité due à la glycérine et celle qui revient au produit organique.

Expérience II

En prenant les mêmes précautions d'asepsie, nous avons répété exactement la même opération que ci-dessus en injectant à un cobaye pesant 470 gr. une dose de 60 cc. de suc dermique aqueux (par fraction de 10, 20 etc...). L'animal n'a pas poussé le moindre cri, ce qui semblerait prouver que le suc aqueux est moins douloureux que le suc glycériné. L'animal, dont la température initiale était de 37°7, accuse une élévation de 38°2 au bout de trois heures. Cet effet thermique prouverait bien que l'extrait dermique renferme une assez notable quantité de principes.

Aussitôt l'injection terminée, l'animal s'est remis à manger comme si rien n'en était.

Cette expérience semble donc démontrer que notre extrait n'est doué d'aucune toxicité et que la mort de l'animal dans notre première expérience doit être imputée à la glycérine et non au produit organique.

EXPÉRIENCE III

Les expériences qui précèdent nous apprennent que les animaux supportent assez facilement les injections de suc dermique. Une question qui paraissait intéressante pour l'application thérapeutique du produit se posait néanmoins.

L'animal, si on prolonge l'usage de ces extraits pendant quelque temps, supporte-t-il ce traitement?

Pour répondre à cette question, nous avons tenté l'expérience suivante :

Nous prenons trois cobayes, que nous désignerons par les lettres A, B et C.

Nous les plaçons dans des cages différentes, en donnant à tous la même nourriture (choux, carottes, etc ..) et la même quantité (200 grammes par jour).

A reçoit tous les jours 5 cc. de suc aqueux.

B reçoit tous les jours 10 cc. de suc aqueux.

C est là comme témoin.

Nous continuons ce traitement pendant un mois en opérant des pesées toutes les semaines.

A chaque pesée, nous observons une augmentation sensible du poids de l'animal.

Nous remarquons également que ces animaux s'habituent fort bien à ce genre de traitement et ne manifestent aucune douleur.

A de 530 grammes qu'il pesait au 18 avril passe le 18 mai à 650 grammes et semble avoir gagné 120 grammes.

B de 670 grammes au 18 avril passe au 18 mai à 835 grammes et semble avoir gagné 165 grammes.

C de 710 grammes passe à 795 grammes, soit un gain seulement de 85 grammes.

On remarque que c'est B qui a reçu la plus grande quantité de suc dermique (10 cc. par jour), c'est aussi l'animal dont le poids a le plus varié.

C au contraire, qui n'a pas subi la médication, qui a pris la même quantité de nourriture que les deux autres, n'a augmenté que de 85 grammes. Ce qui semble démontrer les propriétés engraissantes du produit dermique chez les animaux.

L'animal qui en a pris chaque jour 10 cc., B, semble, en effet, avoir engraissé davantage que A.

Cette expérience démontre donc que le produit n'est nullement toxique, même si on en prolonge l'emploi, et semble avoir des effets en vue de l'engraissement.

EXPÉRIENCE IV

Puisque le suc dermique glycériné ou aqueux n'avait pas d'action malfaisante sur les animaux, allait-il en être de même sur l'homme ? Notre rôle n'était pas de l'expérimenter chez le malade, néanmoins nous étions le sujet tout indiqué pour servir à cette expérience.

Nous avons donc fait usage du suc dermique et par la voie cutanée et par la voie buccale.

Pendant une semaine, nous nous sommes fait successivement des injections intra-musculaires, tantôt à la fesse, tantôt au bras, de suc dermique de 1 cc., 2, 3 jusqu'à 10 cc. par 24 heures.

Les premiers jours, les piqûres nous ont semblé assez douloureuses ; nous éprouvions comme une sensation de brûlure, de cuisson, qui disparaissait quelquefois au bout de dix minutes et dont la durée maxima n'a pas été de plus de vingt minutes.

Les injections suivantes étaient beaucoup moins douloureuses, et même celle du septième jour, de 10 cc., ne nous a pas donné une sensation de brûlure aussi violente que la première injection qui n'était pourtant que de 1 cc. Nous n'avons jamais remarqué d'œdème, d'induration pendant ce court traitement.

Par la voie buccale, il en fut à peu près de même. Pendant dix jours, nous avons absorbé, le matin à jeun, 15 cc. de suc glycériné.

Aucun phénomène à signaler, aucune répugnance pour prendre le médicament, aucun arrêt dans la digestion, aucun symptôme de fièvre.

Nous avons donc conclu que le suc dermique n'était doué d'aucune toxicité et l'avons confié, dès ce jour, à des hommes de l'art en toute sûreté pour qu'ils puissent l'expérimenter, le cas échéant.

CONCLUSIONS

1° La peau étant une glande à sécrétion interne peut être employée comme méthode thérapeutique et mise sous toutes les formes pharmaceutiques ;

2° Nous avons choisi le porc et le cheval, parce que, au point de vue anatomique, la peau de ces animaux se rapproche de celle de l'homme ;

3° Nous avons démontré que le meilleur enrobage pour les pilules d'extraits organiques en général était l'enrobage à la maïsine, avec la manne comme excipient pilulaire. La dissociation des principes et leur absorption n'ont lieu que dans l'intestin ;

4° Les extraits pepsiques, pancréatiques, etc., donnent un meilleur rendement ;

5° L'extrait dermique n'est pas toxique ;

6° Mieux vaut faire prendre l'organe tout entier, même si on fait absorber des principes inutiles, que de chercher à isoler les principes actifs ;

7° La filtration est plus rapide si l'on emploie comme gaz presseur un gaz inerte tel que l'hydrogène, préférable à l'acide carbonique qui coagule les ferments;

8° La médication dermique paraît d'autant plus augmenter le poids des animaux qui en font usage que la quantité absorbée est plus considérable.

Vu bon a imprimer :
Le Président de la thèse.
Dr DE NABIAS.

Vu : *le Doyen,*
A. PITRES

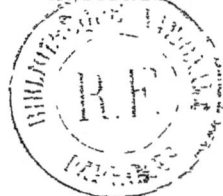

Vu et permis d'imprimer .
Bordeaux, le 15 juin 1906.
Le Recteur de l'Académie,
R. THAMIN.

INDEX BIBLIOGRAPHIQUE

ADRIAN. — Etude historique des extraits pharmaceutiques, 1880.

ANTOINE (P.). — Pilules de corps thyroïde. *Union pharmaceutique*, juin 1901.

ARNOZAN. — L'évolution des doctrines opothérapiques, 1901.

— Etat actuel de l'opothérapie. *Gaz. hebd. sc. méd.*, Bordeaux, 1903, XXIV, 523.

— Cours de thérapeutique, 38.

ARSONVAL (A. D'). — Stérilisation à froid des liquides organiques par l'acide carbonique. *Arch. physiol. norm. et pathol.*, 1892, IV, 374.

— De l'injection des extr. liquides provenant des diff. tissus de l'organisme. *Bull. Acad. méd.*, 1892, XXVII, 123.

— Préparation du liquide orchitique concentré. *Arch. physiol.*, 1894, 5. 5. VI.

— Filtration et stérilisation rapides des liquides organiques par l'emploi de l'acide carbonique liquéfié. C. R. Société de biologie, 1891, III.

BALLET. — L'opothérapie dans la vieille pharmacie et médecine moderne, 1897.

BARRIER. — L'opothérapie chez les anciens. Thèse doctorat, Paris, 1903.

BERNHEIM. — Administration intestinale des médicaments. Masson.

BORDEU (Th. DE). — Recherches anatomiques sur les glandes, 1751.

BOURQUELOT. — *Journal de pharmacie et de chimie*, V, 1897.

BRA. — Des liquides d'extraits d'organes. Pratique médicale, VI, 183, 1892.

— Thérapeutique des tissus.

BRUNET (F.). — Thèse de doctorat. Bordeaux, 1896.

— La médication organothérapique. *Archives cliniques*, Bordeaux, 1898.

BROWN-SÉQUARD et d'ARSONVAL. — Communication sur les liquides organiques. *Archives de physiologie*, 1888-1889-1900 et s.

— *Bulletin de l'Académie de médecine*, 1893.

Bulletin du laboratoire Chaix. 1902-1904.

Bulletin des sciences pharmacologiques. 1896

Bulletin de la Société de biologie. 1892 et s.

Bulletin de la Société de pharmacie de Bordeaux. 1903.

CABANÈS. — Remèdes secrets et d'autrefois.

CARLES (P.). — Extr. d'organes animaux et végétaux. *Bull. de la Société de médecine*, Bordeaux, 1903.

CARNRICK. — Nouveau mode d'obtention des préparations de divers organes. *Ph. Zeitung*, 1897.

CATILLON. — Action du suc pancréatique sur les substances organiques. *Bull. Soc. thérapeutique*, 1897.

COMBES. — Pharmacopée de l'organothérapie. *Revue médicale de la Suisse romane*, 1896.

CONSTANTIN L'AFRICAIN. — De animalus liber, 1560.

DELAUNAY (H.). — *Correspondant médical*, 1903.

— *Poitou médical*, 1903.

DENIGÈS. — Chimie analytique.

DUCHESNE DE LA VIOLETTE. — Pharmacopée des Dogmatiques, 1624.

DENÆYER (A.). — De la préparation et de la vente des sucs organiques. *Presse méd. belge*, Bruxelles, XLIX, 1897, 273, 281, 289.

DUSSEAU. — Enrichid ou Manipul des Miropales, 3ᵉ éd.

ELOY. — Médication Brown-Séquardienne.

Encyclopédie. — Chimie des liquides et tissus de l'organisme, t. IX.

ETTMÜLLER. — Formules de médecine, 1648.

FAIVRE. — VIIᵉ congrès de médecine. Rapport, 1904.

FELKIN. — Abstract of a note on the administration of organic extracts. *Edimb. med. annal.*, 1893, 4, XXXIX.

GEOFFROY. — Tractatus de materia medica.

Gazette med. lomb. Milano, Injezione di extratti liquidi proveniente du tissuti diversi, 1892, II. ,

GAULTIER (A.). — Chimie biologique et physiologique.

GILBERT et CARNOT. — L'opothéraphie. *Œuvres médico-chirurgicales,* 1898.

— De l'état actuel de l'opothérapie. Congrès de Montpellier, 1898.

HERRERA (A.). — *Journal de pharmacie et de chimie,* XXVII, 1878.

HAMMOND. — On certain organic extracts, their preparation and physiological and their practical effects. *New-York Med. Journal,* 1893, LVIII A further contributions to the subject of animal extracts.

JADIN. — Les préparations à base d'organes. *Bull. pharm. Sud-Est,* 1898-1899.

LEMERY. — Drogues simples et nouveaux secrets de médecine, 1748. *Pharmacologie,* 1697.

LÉPINOIS. — Etude sur les principales préparations organo-thérapeutiques. Thèse pharmacie, 1901.

MAUBRAC et MAURANGE. — L'opothérapie. *Revue des sciences pures et appliquées,* 1896.

MAUBRAC. — Procédé général de préparation des médicaments opothérapiques. *Journal de pharmacie et de chimie,* VI, 1897.

MASSON. — Extraits préparés dans le vide et à basse température. *Journal de pharmacie et de chimie,* 6e série, X.

MELVILLE. — Guide pratique pour la préparation et l'injection des liquides organiques. Paris, Doin, 1893.

MÉRAT et DE LENS. — Dictionnaire de matière médicale, 1883.

MESUÉ. — Matière médicale, 3 livres.

ORAISON. — Extraits secs et glycérinés d'organes. *Journal des cliniques de Saint-Vincent de Paul,* décembre 1902.

PHILIPPON. — De l'organothérapie. *Cercle médical de Bruxelles,* 1897, 109.

PŒHL. — Organo-therapeutic preparation from point of view of medical chemistry. *Journal méd. chir. Saint-Pétersbourg,* 1898.

Portier. — Recherches sur les oxydases dans la série animale. Thèse 1898.

Roger. — Toxicité des tissus animaux. Société de biologie, 1881.

Renaut (de Lyon). — Pouvoir sécrétoire et signification glandulaire des épithéliums contournés du rein. Valeur de leurs produits solubles dans l'eau. *Bulletin Acad. médecine,* 1903.

Rohmann et Spitzer. — Sur la présence des matières oxydantes dans les tissus animaux, 1895. *Bulletin de la Société de chirurgie.*

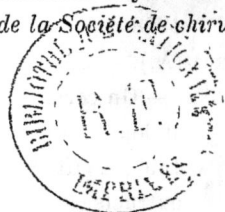

TABLE DES MATIÈRES

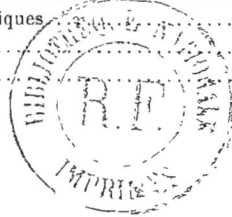

29.156. — Bordeaux, Y. Cadoret, impr., rue Poquelin-Môlière, 17.

www.ingramcontent.com/pod-product-compliance
Lightning Source LLC
Chambersburg PA
CBHW071529200326
41519CB00019B/6131